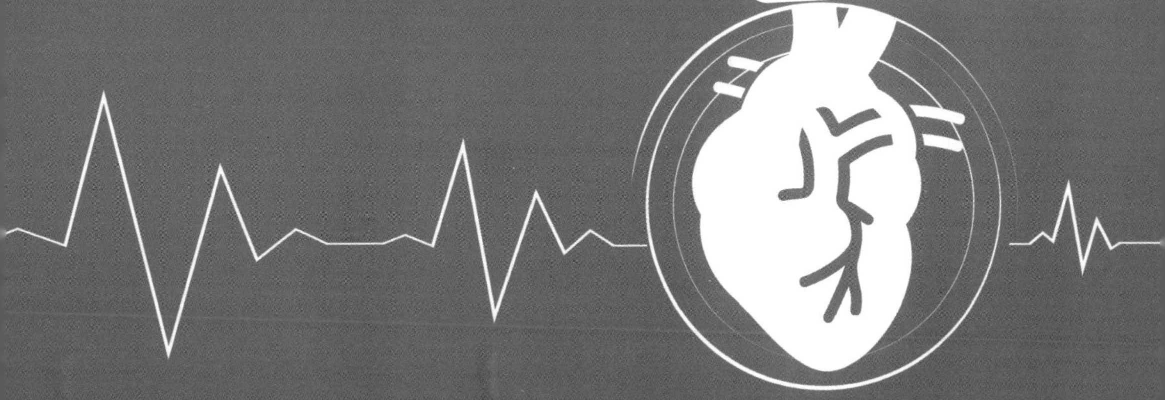

心内科疾病诊治及心电图诊断应用

乔怀宇　刘海青　陆小琴　张伊楚　樊冬磊　张玉卓　主　编

上海大学出版社

图书在版编目（CIP）数据

心内科疾病诊治及心电图诊断应用 / 乔怀宇等主编. 上海：上海大学出版社, 2024. 12. -- ISBN 978-7-5671-5195-6

Ⅰ. R54

中国国家版本馆CIP数据核字第202563S270号

责任编辑　盛国喾

封面设计　品雅传媒

技术编辑　金　鑫　钱宇坤

心内科疾病诊治及心电图诊断应用

乔怀宇　刘海青　陆小琴　张伊楚　樊冬磊　张玉卓　主编

上海大学出版社出版发行

（上海市上大路99号　邮政编码200444）

（https://www.shupress.cn　发行热线 021-66135112）

出版人　余　洋

*

山东品雅文化传媒有限公司排版

上海华业装璜印刷厂有限公司印刷　各地新华书店经销

开本 710mm × 1000mm　1/16　印张 11　字数 209 千

2024年12月第1版　2025年4月第1次印刷

ISBN 978-7-5671-5195-6/R·106　定价：98.00 元

编 委 会

主　编　乔怀宇　南昌市人民医院

刘海青　滨州市中医医院

陆小琴　湛江中心人民医院

张伊楚　新余市人民医院

樊冬磊　中国人民解放军联勤保障部队第九七〇医院

张玉卓　海南医科大学第一附属医院

副主编　王　莹　哈尔滨医科大学附属第二医院

程梦馨　武汉大学中南医院

彭媛媛　武汉大学中南医院

郑　婕　聊城市人民医院

刘　刚　河南中医药大学第一附属医院

胡军远　永州市中心医院

田　也　中国人民解放军北部战区总医院

孙佳瑶　中国人民解放军北部战区总医院

邓少鹏　永州市中心医院

郭　华　中国人民解放军东部战区总医院

编　委　文绍勋　永州市中心医院

滕　红　吉林市人民医院

前　言

心电图是利用心电图机从体表记录心脏每一心动周期所产生的电活动变化图形的技术。为更好地治疗心脏疾病，减轻患者经济负担，提高患者生活质量，本书作者参考大量国内外文献资料，结合国内临床实际情况，编写了本书。

本书分为两部分，首先介绍了心电图的诊断技术等内容；其次介绍了心内科常见疾病，如高血压、心绞痛、冠心病、心律失常等的诊断及治疗，对心律失常介入治疗也做了简单的概述。本书的作者，从事本专业工作多年，具有丰富的临床经验和深厚的理论功底。希望本书能为医务工作者处理相关问题提供参考，本书也可作为医学院校学生和基层医生学习用书。

本书的参编者中有参与临床实践多年的专家，也有参与疾病诊疗的后起之秀，他们均为本书的最后出版付出了巨大的心血，在此一并表示最真诚的谢意。由于编者精力有限且编写时间仓促，书中难免存在不当之处，敬请广大读者批评斧正。

编　者

2024 年 10 月

目　录

第一章

心脏电生理

心房和心室不停地进行有序而协调的收缩和舒张交替的活动是心脏实现泵血功能、推进血液循环的必要条件。心肌组织是人体可激动的组织之一，心肌细胞的动作电位则是触发心肌收缩和泵血的动因，因此掌握心肌细胞的电生理活动规律具有重要的意义。

第一节　心肌细胞的分类与电生理特性

一、心肌细胞的分类

根据形态及功能不同，心肌细胞分为以下类型。

1. P 细胞　P 细胞又称起搏细胞，在所有心肌细胞中体积最小。P 细胞是自律性细胞，具有起搏功能，主要分布在窦房结与房室结中，尤其在窦房结最丰富。

2. 过渡细胞　过渡细胞又称 T 细胞，主要分布在窦房结、房室结及其周围，其功能为将 P 细胞产生的激动传播到心房肌细胞，起到桥梁作用。

3. 心房肌、心室肌细胞　心房肌细胞比心室肌细胞短而细，两者主要功能均为起到收缩作用。

4. 浦肯野纤维　浦肯野纤维比心室肌细胞大，其在心内膜下变成过渡细胞，最后变成心肌细胞。

二、心肌细胞跨膜电位与分类

1. 心肌细胞跨膜电位　心肌细胞膜内外的电位变化称为跨膜电位或膜电位，包括细胞处于静息时即细胞未受刺激时的静息电位和细胞兴奋的动作电位。正常情况下，细胞内阴离子主要是大分子有机阴离子（A^-），阳离子主要是较小的水合钾离子（K^+）。细胞外液中阳离子主要是水合钠离子（Na^+），阴离子主要为氯离子（Cl^-）。细胞内液钾离子的浓度为细胞外液的20~30倍，而细胞外液中的钠离子浓度约为细胞内液的10~20倍，心肌细胞膜上各种离子通道对带电荷的阴阳离子具有不同的通透性，加之细胞膜的半透性及离子泵的作用，造成细胞膜内外各种离子的不均匀分布，进而产生静息电位和动作电位。

2. 心肌细胞跨膜电位的类型

（1）快反应细胞：快反应细胞是指动作电位0相的上升速度较高，呈快速除极，传导速度较快的细胞，又称快速纤维。正常情况下，快反应细胞具有以下电生理特点：①静息电位较大，约为-90 mV。②阈电位在-70~-60 mV的水平。③动作电位0相上升速率较高，如浦肯野纤维网可达1 000 V/s，且有明显的超射现象。④动作电位的振幅较大，膜电位可由-90~-80 mV迅速上升至+25~+35 mV。⑤激动的传导速度快（1.5~5.0 m/s）且易向邻近细胞传布，一般不易受损，故传导安全性高。⑥兴奋性和传导性恢复较快，在复极尚未完全结束之前即可恢复。快反应细胞包括：心房肌、心室肌、心房内特殊传导组织（结间束和房间束）以及心室内特殊传导组织（希氏束和浦肯野纤维）的细胞。

（2）慢反应细胞：慢反应细胞是指动作电位0相上升速率较低，传导速度缓慢（0.01~0.1 m/s）的细胞，又称缓慢纤维。慢反应细胞的电生理特点：①静息电位低（-70~-60 mV）。②阈电位为-40~-30 mV。③动作电位0相的上升速率较低（低于12 V/s），超射现象不明显。④动作电位的幅度较低，膜电位仅可上升0~+15 mV。⑤传导速度缓慢，易发生阻滞，单向阻滞往往发生在缓慢反应纤维处，故慢反应的安全性较低，易致心律失常。⑥兴奋性和传导性完全恢复缓慢，要在复极结束后稍长时间方能出现。慢反应细胞包括：窦房结、房室结、房室环和二尖瓣、三尖瓣的瓣叶等组织的慢反应细胞。

三、心肌细胞电生理

大量心肌细胞的电活动是心脏电生理的基础。心肌兴奋过程中，各种离子通道相继开放和关闭，引起跨膜细胞离子流的变化。与普通细胞不同，心肌细胞具有独特的电生理特性，为心肌的正常兴奋和收缩提供了基础。心肌细胞的电生理特性是以心肌细胞膜的生物电活动为基础，包括兴奋性、自律性和传导性。广义的心肌细胞除了包含一般的心房肌和心室肌工作细胞，还包括组成窦房结、房内束、房室交界部、房室束（希氏束）和浦肯野纤维等特殊分化了的心肌细胞。前者含有丰富的肌原纤维，执行收缩功能，故又称为工作细胞。工作细胞不能自动地产生节律性兴奋，即不具有自动节律性，但具有兴奋性，可以在外来刺激作用下产生兴奋，并能传导兴奋，但与相应的特殊传导组织相比较，传导性较低。窦房结、房内束、房室交界部、房室束（希氏束）和浦肯野纤维等组成了心脏起搏传导系统，其所含肌原纤维极少，无收缩功能；但具有传导性和自动产生节律性兴奋的能力，故称为自律细胞。自律细胞是心脏自律性活动的功能基础。

1. 心肌细胞的兴奋性　心肌细胞是可兴奋细胞，在受到外界刺激的条件下产生兴奋。心肌细胞每产生一次兴奋，其膜电位将发生一系列有规律的变化，细胞膜上的离子通道由备用状态经历激活、失活和复活等过程，细胞的兴奋性也随之发生相应的周期性改变。兴奋性的这种周期性变化，影响着心肌细胞对重复刺激的反应能力，对心肌的收缩反应和兴奋的产生及传导过程具有重要作用。下面以心室肌细胞为例，了解心肌细胞兴奋过程中离子通道及离子流的变化。心室肌细胞动作电位分为 5 期，由除极化过程和复极化过程所组成。

0 期：心室肌细胞受刺激兴奋后引起 Na^+通道开放，造成 Na^+的内流。由于细胞膜 Na^+通道分布的密度最大，故大量 Na^+顺电-化学梯度由膜外快速进入膜内，形成 Na 离子流（I_{Na}），进一步使细胞膜去极化，膜内电位由静息时的 -90 mV急剧上升到+30 mV。此期的影响因素是 Na^+通道，Na^+通道激活迅速、开放速度快，失活也迅速。当膜去极化到 0 mV 左右时，Na^+通道开始失活而关闭，最后终止 Na^+的继续内流。应该了解的是，Na^+通道关闭后，还有为数很少的 I_{Na}，其失活过程很慢或几乎不失活，虽然其对心肌动作电位，甚至静息电位都发生一定的作用，但是对动作电位 0 相却无明显作用，因此称之为晚 Na^+电流。

1 期：心肌细胞膜对 Na^+的通透性迅速下降，加上 Na^+通道关闭，Na^+停止内流。同时细胞膜内 K^+（I_{t0}）快速外流，造成细胞膜内外电位差，与 0 期构成峰电位。

2 期：因 Ca^{2+}缓慢内流和有少量 K^+（I_{K1}）缓慢外流使心肌细胞动作电位时程较长，形成一个平台期。心肌细胞膜上有一种电压门控式慢 Ca^{2+}通道，当心肌膜去极化到-40 mV 时被激活。Ca^{2+}顺浓度梯度向膜内缓慢内流使膜倾向于去极化，在平台期早期，Ca^{2+}的内流和 K^+的外流所负载的跨膜正电荷量相等，膜电位稳定于 1 期复极所达到的 0 mV 水平。随后 Ca^{2+}通道逐渐失活，K^+外流逐渐增加，膜外正电荷量逐渐增加，膜内外形成电位差，形成平台晚期。

3 期：Ca^{2+}通道失活，Ca^{2+}停止内流，此时心肌细胞膜对 K^+的通透性恢复并增高，K^+迅速外流，膜电位恢复到静息电位，完成复极化过程。3 期复极化发展十分迅速。

4 期：膜复极化完毕后和膜电位恢复并稳定在-90 mV 的时期。通过 Na-K 泵和 Ca^{2+}-Na^+离子交换作用，将内流的 Na^+和 Ca^{2+}排出膜外，将外流的 K^+转运入膜内，使细胞内外离子分布恢复到静息状态水平，从而保持心肌细胞正常的兴奋性。

心肌细胞一次兴奋过程中，由0期开始到3期膜内电位恢复到-60 mV的期间是不能再产生动作电位的时期，称为有效不应期。从有效不应期完毕（膜内电位约-60 mV）到复极化基本上完成(约-80 mV）的这段期间，为相对不应期。在膜电位由-80 mV恢复到-90 mV这一段时期内，其膜电位值低于静息电位，而 Na^+ 通道已基本恢复到可被激活的正常备用状态，故一个低于阈值的刺激即可引起一次新的兴奋，此即超常期（图1-1）。

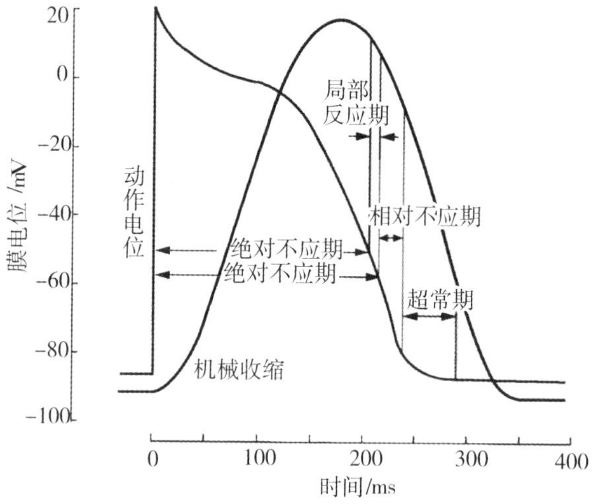

图1-1　心室肌动作电位与各不应期关系示意图

2. 心肌细胞的自律性　自律性是指不存在外刺激的条件下心肌细胞能自动产生节律性兴奋的能力。正常情况时，仅小部分心脏细胞具有自律性。能产生自律性的细胞属于特殊传导系统，包括窦房结、房室结、房室束以及心室内的浦肯野纤维细胞等。这些细胞具有一个共同的特征：在舒张期中产生自动除极，亦称为舒张期除极。在不同的起搏组织，自动除极的速度不同，最快的舒张期除极速度见于窦房结细胞。与心室肌细胞相比，这类细胞0期去极化的幅度小、时程长、去极化速率较慢，没有明显的复极1期和2期，4期自动去极化速度快。0期是由于L型 Ca^{2+} 通道激活，Ca^{2+} 内流。3期复极是由于L型 Ca^{2+} 通道逐渐失活，Ca^{2+} 内流相应减少，及 I_K 通道的开放，K^+ 外流增加。4期自动去极化机制：①I_K，复极至-60 mV时，因失活逐渐关闭，导致 K^+ 外流衰减，是最重要的离子基础。②I_{Ca}-T，在4期自动去极化到-50 mV时，T型 Ca^{2+} 通道激活，引起少量 Ca^{2+} 内流参与4期自动去极化后期的形成。③I_f，窦房结细胞最大复极电位只有-70 m，I_f 不能充分激活，在P细胞4期自动去极化中作用不大。心肌自律性产生的原因是4期自动去极化，其中4期自动去极化的速度及最大舒张电位与阈电位之间的差距是决定和影响自律性的主要原因（图1-2）。在心脏特殊传导系统中，窦房结的自律性为100次/分，房室交界区为50次/分，浦肯野细胞为25次/分。

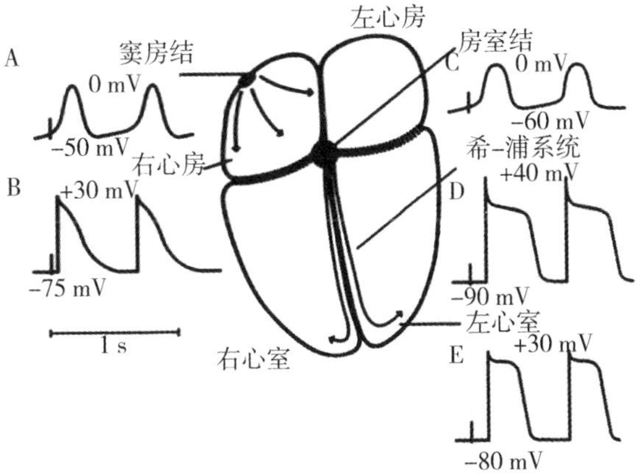

图1-2 特殊传导系统各部位的动作电位

3. 心肌细胞的传导性　心肌细胞的传导性是指其传导兴奋的能力，通常以其传导兴奋速度的快慢作为衡量的标准。正常心脏节律的起搏点是窦房结，它所产生的自动节律性兴奋，可依次通过心脏的特殊传导系统，先后传到心房肌和心室肌的工作细胞，使心房和心室依次产生有节律性的收缩活动。其特点是通过细胞间的间盘进行直接的传导；兴奋通过特殊传导系统有序传导；在不同心肌细胞中传导速度不一，其中窦房结内的传导速度较慢，约为0.01~0.1 m/s；房内束的传导速度较快，为1.0~1.2 m/s；房室交界区的传导速度最慢，仅为0.05~0.1 m/s；房室束及其左右分支的浦肯野纤维的传导速度最快，分别为1.2~2.0 m/s与2.0~4.0 m/s。

心肌是可激活的组织，激活的心肌产生电活动，并扩布到整个心脏。心肌的电活性主要表现在动作电位上，而动作电位是由于不同的离子通道的开放与关闭、离子的内流与外流构成的。不同的心肌细胞动作电位有差别，窦房结和房室结除极以Ca^{2+}内流为主，表现为慢反应动作电位；浦肯野细胞和工作心肌细胞除极以Na^{+}内流为主，表现为快反应电位。动作电位4期除极是自律性基础，正常自律性起自窦房结，经结间传导到达房室结，再经希氏束浦肯野纤维系统传布整个心室。

第二节　心脏特殊传导系统不同部位的电生理特点

心脏的正常传导系统由特殊心肌纤维组成，包括：窦房结及其相邻部分、结间束、房室结及其相邻部分、希氏束、束支、浦肯野纤维（图 1-3）。心脏传导系统的功能是发生冲动并传导到心脏各部，使心房肌和心室肌按一定节律收缩。

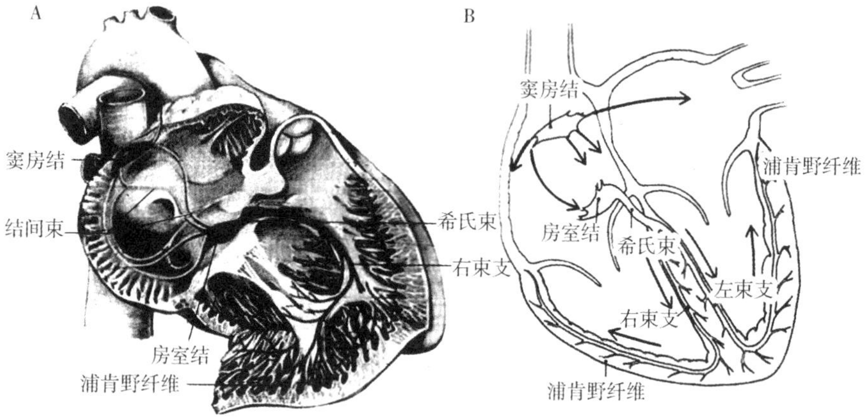

图 1-3　心脏特殊传导系统示意图

A. 心脏特殊传导系统及右心室解剖示意图；B. 心脏传导系统示意图

一、窦房结

1. 解剖与激动传导特点　窦房结是卵圆形的柱体，由英国解剖学家 Keith 发现。窦房结位于上腔静脉和右心耳的界沟内，大部分结构在心外膜下，有些纤维深向肌层，长约 1~2 cm、宽 0.5 cm，由一组染色浅、纹路稀疏，并含有染色较深的胞核的 P 细胞组成并成簇分布在一起。P 细胞由胶原性、弹性及网织纤维包裹，P 细胞是窦房结的自律细胞，也是心脏中最高级的起搏组织，起搏细胞仅占窦房结体积的 0.5%。由于窦房结上缝隙连接较少，其周围由纤维组织和血管及脂肪所包绕，因此不能与周围细胞紧密连接，而使窦房结细胞与结外相对游离。窦房结周围组织形成的阻滞区，使窦房结的冲动只能从有限的途径传出，窦房结的这种特殊结构保证了窦房结细胞低的静息电位能引起正常的起搏活动。

窦房结的起搏节律决定整个心脏的活动频率。窦房结内的 P 细胞激动不是由单一起搏细胞发放，而是一群起搏细胞同步发放。早在 1978 年 Boineau 等提出起搏复合体的概念，直至2003年Schessler进一步完善了这个学说。窦房结起搏复合体是指窦房结的起搏活动不是开始于窦房结内固定的细胞，而是有多个优势起搏点，其中起搏速率高的细胞决定整个窦房结的节律。一般情况下，窦房结中段细胞起搏速率最高，而窦房结的头端和尾端是起搏冲动的传出点。研究表明，人的窦房结有4个优先传出途径。从窦房结发生冲动后，沿结周优先传出途径传导，通过右心房，经Bachmann束、冠状窦肌肉或前上/后下房中隔连接传导至左心房。

窦房结的血液供应由1条横贯窦房结中心的窦房结动脉供应，该动脉65%者来自右冠状动脉，而35%者来自左冠状动脉的回旋支。窦房结内动脉管径所占面积是邻近心房壁小动脉管径所占面积的8倍。血液供应相当于附近心房肌的15倍。窦房结有丰富的自主神经支配，特别是胆碱能神经纤维极其丰富，而肾上腺能神经纤维数量较少。因此，迷走神经对窦房结功能的影响较大。

2. 窦房结的电生理特点 窦房结细胞属于慢反应细胞，钙离子经过慢通道内流形成0相除极，当膜除极化达到阈电位（膜内约为-40 mV）时，慢通道被激活而开放，细胞外的钙离子通过慢通道缓慢内流，形成慢钙内向电流，而导致细胞膜的缓慢除极化（图1-4）。

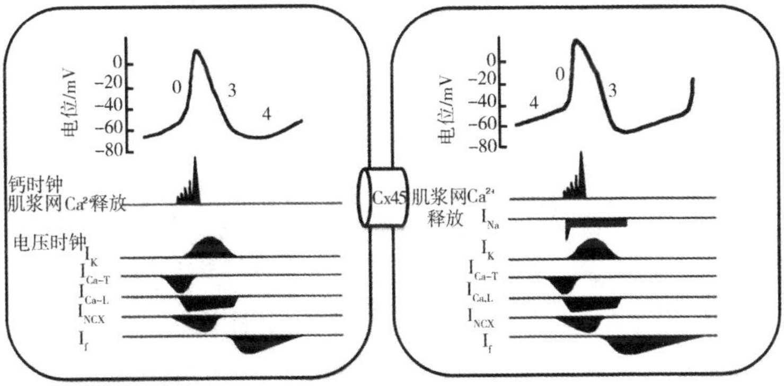

图1-4 窦房结、结周细胞的电活动

图中可见窦房结核心细胞与结周细胞动作电位系统略有差别，离子通道显示核心细胞缺失I_{Na}电流

3. 窦房结起搏功能的机制 起搏功能是窦房结的主要功能。I_f通道是窦房结细胞具有起搏功能的重要阳离子通道，其与Na^+、K^+和Ca^{2+}阳离子通道不同，属于非特异性通道。该通道开放受双重门控激活。当跨膜电位达到-60 mV时，I_f通道开放，此时大量Na^+内流，而小量K^+外流，使跨膜电位负值变小，形成

自动化除极的早期。当跨膜电位达到-40 mV 时（除极的阈电压），$I_{Ca^{2+}-T}$通道开放，大量 Ca^{2+}内流，形成 0 相除极。此后，即自动化除极的后 1/3 处时，跨膜电位恢复到-60 mV 时，$I_{Ca^{2+}-T}$通道被激活、开放，经 T 通道的 Ca^{2+}内流进而完成自动化除极的后期（图 1-5）。应该提及的是，由于窦房结细胞上的 Na^{+}通道很少，故其动作电位没有 0 相的快速去极化。此外，决定窦房结自律性高低有三个因素：①自动化除极的去极化速率。②自动化除极的最大舒张期电位。③自动化除极的阈电位。随着自动化除极电流的强弱，使 4 相除极斜率大小不等，起搏电流越强，斜率越大，自律性就越高；否则自律性越低（图 1-6）。

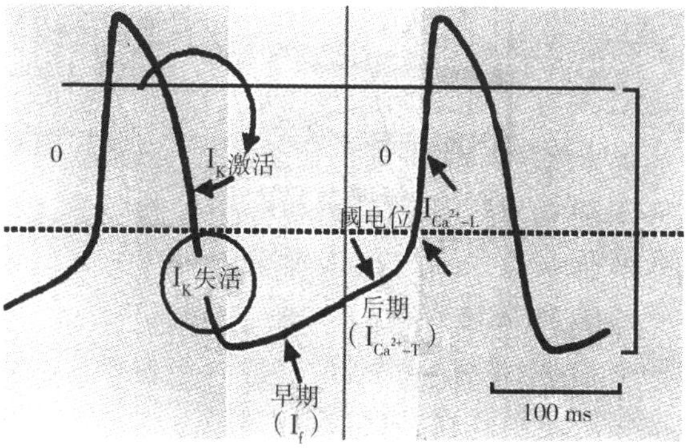

图 1-5　窦房结舒张期自动化除极示意图

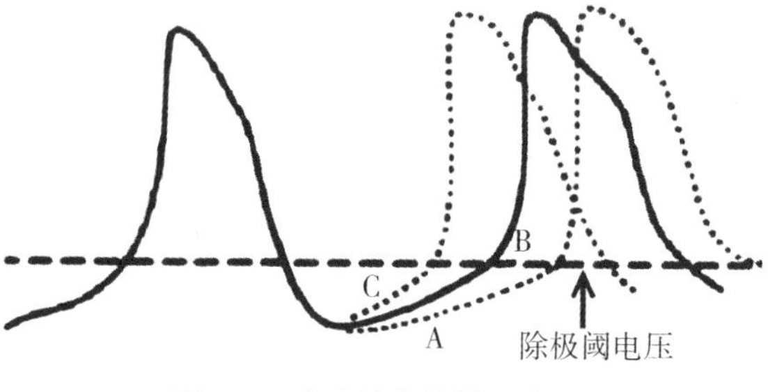

图 1-6　窦房结自律性示意图

在除极阈电压不变的情况下，窦房结电流越强，其自动化除极斜率越大，自律性就越高，表现为窦性心律的频率增快（C），随着窦房结电压强度降低，自动化除极斜率变缓，自律性降低（B、A）

除上述机制外，目前认为窦房结的起搏机制是窦房结细胞起搏活动的双（偶联）时钟机制。细胞膜上的离子流活动导致了窦房结细胞的节律活动，即膜时钟，亦称为膜节律。窦房结细胞起搏的双时钟机制是膜时钟和 Ca^{2+}时钟呈偶联关系。Ca^{2+}时钟虽然有自发的节律，但其受膜时钟节律的调整，而使之同步，完成精细的配合。

已有报道表明，用 Ryanodine 阻断肌质网的 Ca^{2+} 释放（抑制 Ca^{2+} 时钟），能使窦房结细胞节律变慢，如果此时给予异丙肾上腺素（ISO），可使膜时钟加快，其结果是促进窦房结结周细胞起搏加快而出现期前收缩（窦性期前收缩）。该报道进一步证实了窦房结细胞起搏的偶联时钟机制。

二、结间束

目前从解剖学角度，犬的确存在 3 条结间束，而人类尚无证据表明存在结间传导束，尽管如此，房内确实存在优势传导通路，这些途径的肌纤维与其他处的心房肌纤维相同，在靠近房室结的房间隔和三尖瓣环处的肌细胞大小、形态与心房肌纤维有差别，有的类似于浦肯野纤维，有的类似结样细胞。电镜下，这些途径细胞从相似于传导细胞到发育完好的工作型细胞都有，其传导途径上有很大不同，传导速度也不等，可能与心房肌纤维的空间和几何排列有关，而不是特定的传导束。因此窦性激动既可经过上述优势通路传导，也可通过不同类型的心房肌直接传导。

三、心房肌细胞

心房肌细胞属于快反应细胞，其动作电位 0 相的上升速度较快，传导速度（0.15~5.0 m/s）明显快于窦房结（0.01~0.1 m/s）。心房肌细胞的动作电位的特点是动作电位时程短，即复极较快，而静息电位较小（图 1-7）。比较结构与外观，左、右心房均有明显不同，相比之下，右心房的结构比较复杂，除窦房结位于右心房之外，窦房结附近还有界嵴和梳状肌，左右心房之间还有 Bachmann束。虽然这些部位的单个心房肌细胞在显微镜下的形态无明显差别，但是其动作电位却略有差异。心房肌细胞的动作电位比起同一心脏的心室肌细胞的动作电位时程短。由于左心房心肌细胞的外向 K^+ 电流大于右心房，因此左心房心肌细胞的动作电位短于右心房。动作电位时程短导致有效不应期缩短，其结果是短时程动作电位的心肌较容易产生折返。

心房肌细胞除了存在内向整流钾（I_{K1}）通道外，还存在乙酰胆碱敏感钾通道［$I_{K(Ach)}$］。后者在没有外源性乙酰胆碱（Ach）的条件下，呈现自发性开放。Heidbuhel 等对人心房肌细胞的研究表明，在没有 Ach 存在的条件下，I_{K1} 通道的平均膜片电流幅值约为 0.21 pA，而 $I_{K(Ach)}$ 通道仅为 0.001 pA，说明人心房肌细胞静息电位的发生原理和心室肌相同，主要由 I_{K1} 产生。

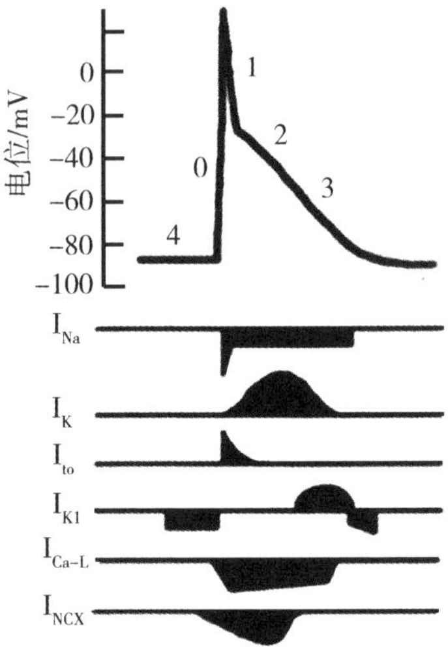

图 1-7　心房肌细胞离子流与动作电位

四、房室交界区

1. 解剖与血供　房室交界区由房室结、房室结的心房扩展部和房室束的近侧部组成，房室交界区可分为房结区（AN 区或移行细胞区）、结区（N 区或致密结）、结希区（NH 区）。房室交界区位于 Koch 三角的深面，Koch 三角后至冠状窦口，下至三尖瓣环（三尖瓣隔瓣的附着缘），前上至 Todaro 腱。Koch 三角位于间隔，并构成右心房肌性房室间隔的心内膜面。致密房室结位于右心房心内膜的正下方、Koch 三角的顶点，向前至冠状窦口，正好位于三尖瓣隔瓣插入点上方，经 Todaro 肌腱汇集到中心纤维体，许多复杂的心律失常在此发生。

房室结是一个矢状的扁薄结构，额状切面为三角形，约 1/4 的人结后端分成两叉。大小约为 7 mm×4 mm×1 mm。房室结左侧紧贴中心纤维体，右侧为右心房心内膜，内膜深面有薄层房肌（覆盖层）。房室结距后下方的冠状窦口约 5 mm，向前距室间隔膜部后缘 4 mm。向下距隔侧瓣附着缘约 4 mm。距表面的心内膜 0. 5 mm。房室结主要由 T 细胞组成，P 细胞较少，后者主要位于结的深层。此外，在结的前下部尚有浦肯野细胞。光学显微镜下，结可分浅、深两部：浅部位于结右侧表面，纤维前后纵行，向前止于房室结前下部。深层结纤维排列较杂乱，相互交织成网。有的结深层伸入中心纤维体形成结细胞岛，岛中也有 P 细胞和 T 细胞。这些区域的细胞排列相对疏松、细胞较小、染色较淡，它们的排列大小、形状有较大的变异。通常在这些区域有一定数量的脂肪沉着，伴有结缔组织、松弛的基质和中量到大量的神经纤维，这些区域不同的结构、不同的细胞强烈提示存在不同的功能，同样也提示生理状态改变时它的功能也时有变化。房室结的上缘、后缘和右侧面均接受一些从心房来的过渡性肌纤维。它们组成房室交界区的房区。房室结的前端变细穿入中心纤维体，即为结希区，形成房室束的前端。房室束出中心纤维体即走行于肌性室间隔上缘，以后经过室间隔膜部的后下缘分为左、右束支。房室结只是房室结区的中央部分。应该指出，房室结区的各部之间没有截然的分界。90%房室结由右冠状动脉间隔纤维支供血，也获得来自左前降支分支的增援，约5%~10%的人有双重供血。在房室结周围有丰富的神经细胞，在房室结内有神经纤维（图1-8）。

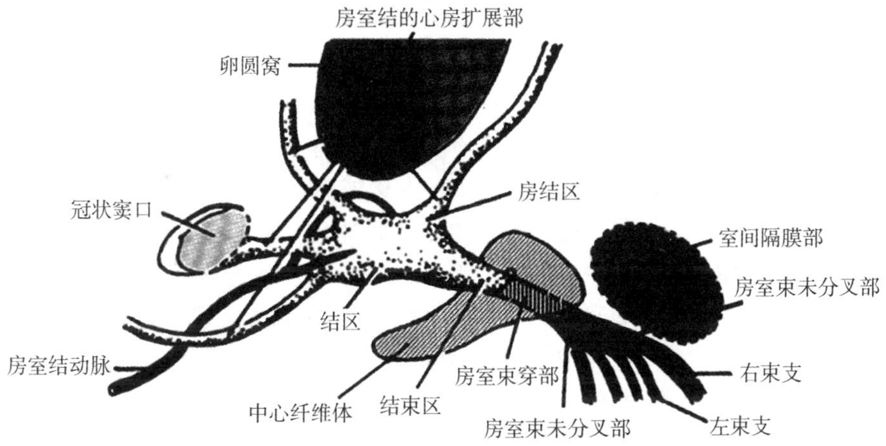

图1-8 房室交界区的结构、关系示意图

2. 房室交界区的功能

（1）兴奋传导作用：其将心房来的冲动向下传入心室，也可从心室传向心房，所以传导是双向性的。

（2）传导延搁作用：兴奋在此区传导缓慢，约延搁40~50 ms。传导速度仅有0.05~0.1 m/s，传导延搁可能与纤维细小、排列紊乱和缝隙连接少有关。房室延搁有利于心房和心室肌顺序收缩。

（3）过滤冲动作用：在某些情况下，如心房颤动时，由心房传来的冲动不但频率快而且强弱不一，但由于此区结纤维相互交织，可使经过此区的冲动产生相互碰撞，一些弱小冲动可以减弱乃至消失，于是进入心室的冲动大为减少，这可保证心室基本以正常的心率收缩。

（4）起搏作用：当窦房结功能障碍，起搏停顿或过度延缓时，房室交界区作为次级起搏点而发生的起搏活动（储备性二级起搏），房室结的起搏部位主要在结的两端，而结中央的起搏作用差或无起搏作用。

3. 房室交界区的神经支配　房室交界区的神经支配来源于左侧，迷走神经略占优势。刺激左侧迷走神经可使房室结的传导速度减慢，刺激交感神经则使其传导加快。

五、房室束（希氏束）

最初由希氏（W. J. His）报道，因此又称希氏束。房室结穿入中央纤维体变成房室束的穿入部分，穿入部分最长约 1.5～2 mm。该肌束从房室结前端向前行，穿过右纤维三角，沿室间隔膜部后下缘前行，在分支之前保持一段不分支的距离。其分为三部分：①穿隔部，穿过中央纤维体，向前通过室间隔肌部，与三尖瓣环相邻。②隔后部，绕过室间隔膜部后下缘和室间隔肌部上缘穿行于左侧。③分叉部，分叉处开始于左束支的第一细小分支开始部，约位于室间隔膜部下缘和肌部上缘。房室束与主动脉瓣和三尖瓣关系密切，其分叉前端位于主动脉右、后半月瓣的交界处；三尖瓣隔侧尖的前端斜越希氏束。房室束的大小、定位、走向可有变异，可位于心室的左边或右边，或三尖瓣环。房室束内含有 P 细胞、浦肯野细胞、过渡细胞和心室肌细胞，肌丝成分较少。

正常人房室束的传导速度为 1.2～2.0 m/s，房室束的除极时间不超过 25～30 ms（心内电图 HV 间期正常值为 30 ms）。在无传导系统其他部位病变，心电图出现窄 QRS 波群，PR 间期≤160 ms 伴 2 ∶ 1 房室传导阻滞时，提示阻滞部位在希氏束。此时刺激迷走神经因加重房室结的传导延缓，可使希氏束传导改善；如兴奋交感神经（给予阿托品或运动）则不能改善传导阻滞或使阻滞加重。

六、左、右束支

房室束在心室中隔分支，分为前、后两支或前、中、后三支。伸延到左右心室，与浦肯野纤维连接。其是特殊传导系统的一部分，是连接房室结和浦肯野纤维的肌束，可将房室结的兴奋传递给浦肯野纤维。

1. 左束支　左束支呈瀑布状发自房室束的分叉部，发出后呈扁带状在室间隔左侧心内膜下走行。通常成人左束支主干在起始处宽约 1 cm，延伸 1～3 cm 分成后和前分支。左束支主干分出较大的后分支和较小的前分支，后分支和前分支在中间隔区连接在一起，形成左间隔分支。在肌性空间隔上、中 1/3 交界水平，分为 3 组分支：前组到达前乳头肌中下部，分支散开分布于前乳头肌和附近游离心室壁并交织成网；后组分支向后下行也经过游离小梁到达后乳头肌下部，分支分布于后乳头肌和附近游离心壁，也交织成网；间隔组的形式变化较大，分支分布于室间隔的中下部，并绕心尖分布于左心室游离壁。3 组分支从室间隔上部的前、中、后三个方向散向整个左心室内面，在游离壁互相吻合成浦肯野纤维网，相互间无明显界限（图 1-9）。

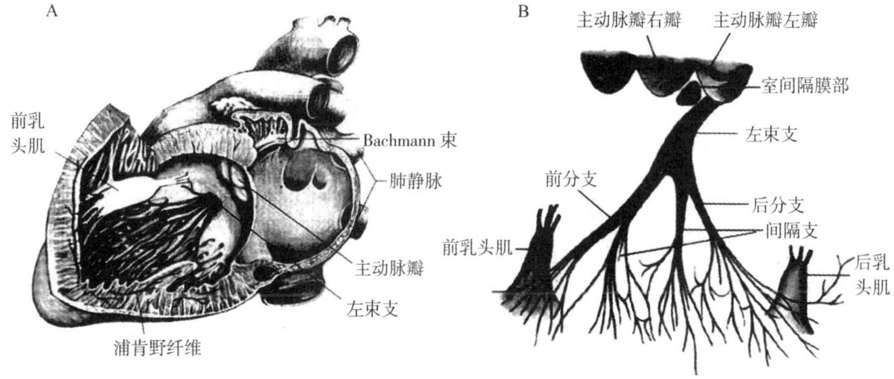

图 1-9　左束支解剖示意图

2. 右束支　右束支是独立的结构，呈细长圆索状，右束支长约 50 mm、宽 1 mm。起于房室束分叉部的末端，从室间隔膜部下缘的中部向前下弯行，表面有室间隔右侧面的薄层心肌覆盖，经过右心室圆锥乳头肌的后方，向下进入隔缘肉柱，到达右心室前乳头肌根部分支，分布至右心室壁。沿室间隔下行到右心室前侧乳头肌分为三段，它支配前乳头肌、心室壁、右心室下间隔表层，右束支第一、第三部分在心内膜下，通常第二部分在心肌内。若房室束位于左心室面，则整个右束支在心肌内。右束支分出较晚，主干为圆索状且较长，故易受局部病灶影响而发生传导阻滞（图 1-10）。除了解剖与形态学左、右束支的差异外，左右心室的浦肯野纤维细胞的离子通道表达也的确存在差异，因此临床右束支传导阻滞比左束支传导阻滞常见，而左束支传导阻滞在临床上更为严重。

3. 束支的供血与神经支配　左束支主干由前后穿入动脉供血，左前分支由前传入动脉供血，左后分支由后传入动脉供血。供应右束支的为冠状动脉前降支和后降支的传入支。熟知的神经支配较少。

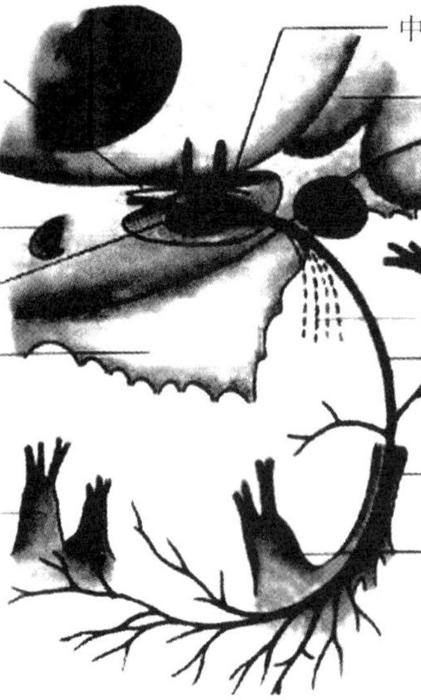

图 1-10　右束支形态及走行示意图

七、浦肯野纤维

浦肯野纤维于 1845 年由浦肯野（Purkinje）发现。左、右束支的分支在心内膜下交织成心内膜下浦肯野纤维网，主要分布在室间隔中下部心尖，乳头肌的下部和游离室壁的下部、室间隔上部、动脉口和房室口附近则分布稀少或没有。心内膜下网的纤维发出纤维分支以直角或钝角进入心室壁内构成心肌内浦肯野纤维网，最后与收缩心肌相连。浦肯野纤维网在不同部位密度不一样，在室间隔的中下部、心尖部以及乳头肌的基底部最丰富；左心室间隔的上部、动脉附近和心底部稀少。这种分布特点符合心室的激动，主要由中下部波动后经心肌传播至上部。浦肯野纤维比心室肌细胞大，具有横纹和闰盘，在心内膜下变成过渡细胞，最后变成心肌细胞。浦肯野纤维细胞的动作电位是心肌细胞中时程最长的，其特点是 0 相去极化最快和平台期最长，即使最短的动作电位时程也比心室肌细胞动作电位要长很多（图 1-11），这种具有长平台而动作电位时程很长的动作电位，较容易发生早后除极（EAD）。由于浦肯野纤维细胞和心室肌的直接连接，造成两种细胞在偶联时，细胞间的间隙连接使两者的动作电位都发生改变，而彼此接近，因此在正常情况下不会发生早后除极。但无论如何，浦肯野纤维细胞都是室性逸搏心律的起源地。

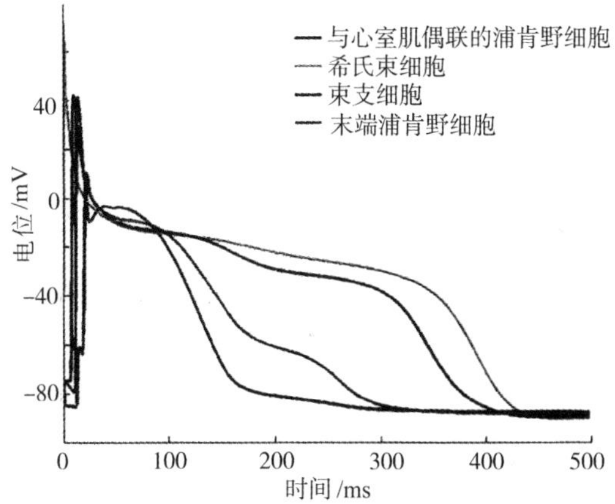

图 1-11　从希氏束到浦肯野纤维细胞动作电位时程的变化

第三节　心脏冲动的起始与传导

正常心脏跳动由特殊系统控制，生成自发冲动，冲动经过特殊途径传布心脏。心脏的正常冲动起始于窦房结，窦房结中含有起搏细胞——P 细胞，这种细胞的电生理特点是在无外来刺激的情况下，通过舒张期自动产生动作电位。成簇的 P 细胞聚集在一起，同步除极引起窦房结的激动，这是窦性心律的起源点。P 细胞的自动除极速度为 100 次/分。在 P 细胞的周围存在过渡细胞和浦肯野纤维，过渡细胞是介于 P 细胞与普通心肌细胞之间的一种细胞。P 细胞发出的冲动经过渡细胞传至浦肯野纤维，浦肯野纤维再将激动传导至窦房交界区及心房肌。P 细胞属于慢反应细胞，兴奋在 P 细胞之间传播较其他心肌细胞缓慢，但浦肯野纤维属于快反应细胞，它们各自的传导性及不应期均不相同，因此在窦房结内或窦房交界区可形成解剖或功能上的折返环路。

窦房结发出的冲动沿结间束以 1.0~1.2 m/s 的速度下传心房，引起心房除极。窦性激动在心房内呈放射状传播，并沿结间束以更快的速度向前传导。其中前结间束是窦性激动传导至房室结的优先径路，可能是由于前结间束起源于窦房结头部并且最短。若起搏点位于窦房结中部或尾部，房内优先传导途径亦可随之改变为中结间束或后结间束。因此窦房结游走心律时，可出现窦性 P 波的形状、时间及 PR 间期的变化。中、后结间束是激动前向传导的次要径路，但交界区以下起搏点发出的激动逆传入心房时，后结间束往往成为逆行传导的主要径路。结间束内存在起搏细胞，在某些因素影响下可能成为心脏有效起搏点，产生房性心律失常。

激动到达房室结时，传导明显减慢（0.05~0.1 m/s）。通过房室结区的时间为 50~100 ms。由于正常心房肌与心室肌被房室纤维环隔开，房室环无传导性，心房肌与心室肌不能相连，在电学上起到了绝缘作用，房室结区是正常心脏房室传导的唯一路径。而房室结内的细胞呈迷路样排列，激动在结内传导方向不一，互相冲击或抵消；另外房室结细胞属于慢反应细胞，传导速度缓慢，同时不应期较长。因此激动在房室结内传导缓慢，形成房室延搁。但房室结区的这种延搁具有重要的生理意义，它保证了心室收缩发生于心房收缩之后，使心室收缩前有充分的血流灌注，对维持有效的血液循环起到保护作用。由于房室交界区分为房结区、结区、结希区，因此激动在此处传导时会出现分层阻滞，产生复杂的房室传导阻滞。此外激动在此处传导时还可能会出现多径路、隐匿传导、折返现象、裂隙现象等复杂电生理现象。

激动通过房室交界区后进入希氏束，传导速度也恢复为 1.2~2.0 m/s。随后激动左右束支。激动在右束支传导阻滞较左束支传导阻滞多见，可能是由于右束支主干细长、生理不应期长，以及大部分在心内膜下走行容易被损伤等因素有关。而左束支主干短、宽，并较平均地分为三个分支，因此不易发生传导阻滞。冲动经过束支后到达外周浦肯野纤维网，浦肯野纤维传导速度达到 2.0~4.0 m/s，引起心室肌除极，激动从心内膜表面达到心外膜心肌完成一个心动周期（图 1-12）。

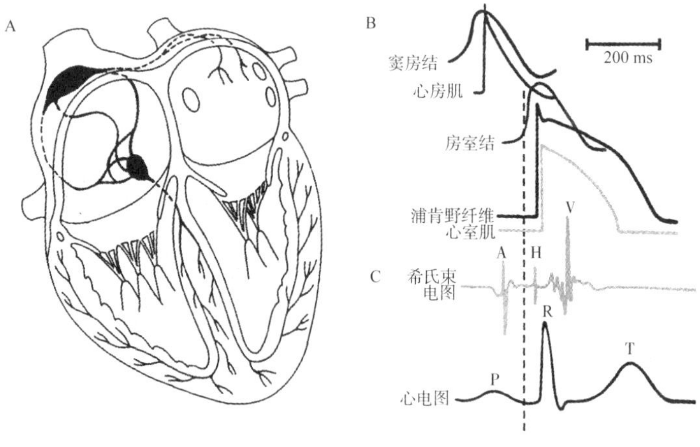

图 1-12　心脏冲动的形成和传导

A. 心脏特殊传导系统示意图；B. 心脏各部位单细胞动作电位；

C. 同步记录的心内希氏束与体表心电图

第四节 心脏电生理检查

心脏电生理检查是以整体心脏或心脏的一部分为对象，记录食管心电图、心内心电图、标测心电图和发放特定的电脉冲刺激，达到诊断和研究心律失常的一种方法。对于窦房结、房室结功能评价，预激综合征旁路定位、室上性心动过速和室性心动过速的机制研究，以及筛选抗心律失常药物和拟定最佳治疗方案，均有实际重要意义。常采用的心脏电生理检查方法分为无创伤性和有创伤性两种。

一、无创伤性电生理检查

这种检查主要是指经食管心房调搏技术。经食管心房调搏是利用食管与左心房紧密相邻的解剖学特点，应用程序刺激的方法，在食管内间接起搏心脏，达到检查、治疗和研究心律失常之目的。

由于食管电极导管放置于左心房后壁的食管内，其记录的心电图相当于左心房外膜电图，与冠状窦电图有异曲同工之妙。多年来的临床应用结果表明：经食管行无创心脏电生理检查是一种对人体无损伤的常用的方法。其操作方法简便，检查结果可靠，无需昂贵的费用，既能检查出快速性心律失常并对其发生机制诊断，又可找到缓慢性心律失常的原因，为正确诊断和选择治疗方案提供科学依据。该项检查技术早已深入各基层医院并得到普及，其应用范围正在不断拓展、不断积累更多的临床经验，使其更好地提供对临床诊断与治疗有力的参考资料。

二、有创伤性心脏电生理检查

有创伤性心脏电生理检查是将心脏导管送入心腔进行的电生理检查，是一种创伤性检查。它是体表心电图的延伸，再加上心内记录导联、程序电刺激、消融术和诊断治疗器的植入等技术。心脏电生理检查技术和基本原理是心脏介入电生理学的基础。在 X 射线的引导下，将几根多电极导管经静脉和（或）动脉插入心脏，放置在心腔的不同部位辅以 8～12 通道以上多导联生理仪同步记录各部位电活动，包括右心房、右心室、希氏束、冠状窦（反映左心房、室电活动）等。与此同时应用程序或非程序刺激起搏心房或心室，测定心脏不同部位的电生理功能，对快速及缓慢性心律失常进行机制的判定；确定不同的治疗措施并对疗效做出预测与评价（图 1-13）。目前心内电生理检查常与射频消融术等介入治疗合二为一，是介入治疗前必须进行的基本检查之一。

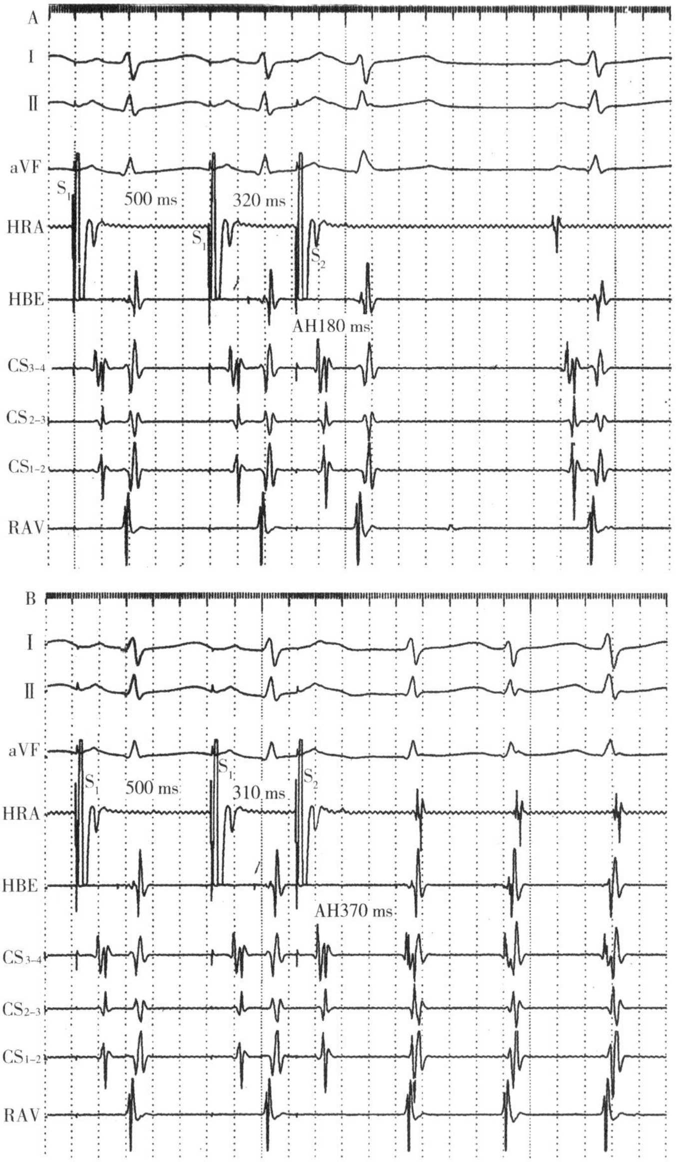

图 1-13　S_1S_2 刺激检出房室结双径路并诱发房室结折返性心动过速

给予 500/320 ms 的心房 S_1S_2 刺激，希氏束电图 S_2 刺激后 AH 间期 180 ms，缩短 S_1S_2 间期到 500/310 ms 后（B 图），S_2 刺激后的 AH 间期突然延长到 370 ms，延长量达 190 ms，房室结发生快慢径路跳跃并诱发心动过速，提示存在房室结双径路受房室结折返性心动过速显然，无创伤性心脏电生理检查与心内电生理检查相比存在很多先天不足，例如食管心电图尽管与冠状窦电图类似，但是其无法记录到希氏束电位，使其在判断房室传导阻滞时不能确定阻滞部位；此外，对存在预激并发房室折返性心动过速、房性心动过速、室性心动过速等快速性心律失常时，不能对旁路或异位激动点进行准确定位，而且对其发生机制的诊断与心内电生理检查更不能相提并论。但是，无创伤性心脏电生理检查具有操作方法简便，检查结果相对可靠，无需昂贵费用的优势，对没有大型设备的基层医院而言无疑是心律失常诊治的福音。此外，在大型医院其可作为心脏电生理检查的初筛手段，极大缩短了心内电生理检查和治疗的时间。食管导联心电图弥补了体表心电图及衍生的无创检查方法无法记录左心房电活动的空白，可对左房室间期做出准确判断，为植入双腔起搏器伴有房间阻滞患者的个体化治疗提供可靠依据。总之，在心内电生理迅速发展的今天，无创心脏电生理检查技术仍然大有用武之地。

第二章

食管导联心电图和食管心脏电生理检查

第一节 食管导联心电图

一、单极食管导联心电图

将心电图机胸前导联与食管电极尾端相连接，录得的即为单极食管导联心电图（ECG）。根据导管电极在食管内深度不同，通常可记录到四种不同形态的单极食管导联心电图形，以 P 波变化最显著（图 2-1、图 2-2）。①心房上部区域：心房激动自上而下，当电极位于相当左心房上部时，P 向量背离电极，P 波以负向波为主，QRS 波群呈 Qr 型。当电极逐渐向下移行时，P 波负向波逐渐减少，正向波逐渐增大。②心房中部区域：电极位于相当左心房中部时，P 向量先面对电极，然后背离电极，形成尖锐的正负双相 P 波。③心房下部区域：电极位于相当左心房下部或房室沟部位时，P 向量全部面对电极，形成高大尖锐的正向 P 波，负向波很小或消失，QRS 波群呈 QR 型或 qR 型。④心室上部区域：电极位于相当左心室上部区域，P 波正向圆钝，振幅明显减小，QRS 波群呈 qR 型或 R 型。食管心脏电生理检查时，常根据 P 波形态进行导管电极定位。

二、双极食管导联心电图

采用滤波双极导联放置在食管内记录时，因一对电极均位于心房部位，记录到的 P 波形态呈正负正三相波或正负双相波，起止明确，振幅明显高于 QRS 波群，在心律失常的鉴别诊断中优于单极食管导联 P 波；通过增益放大，还可以在高尖 P 波前记录到低矮圆钝的右心房电位。这对了解心房间传导功能、房性心律失常的激动顺序和发病机制、隐匿性房室旁路定位等方面有一定的实用价值。

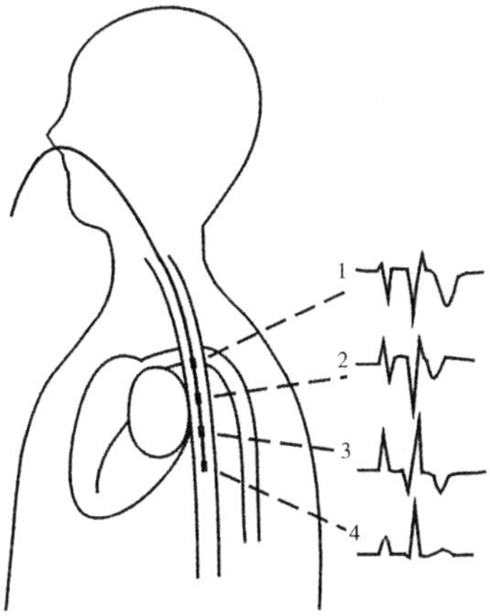

图 2-1　食管导联示意图

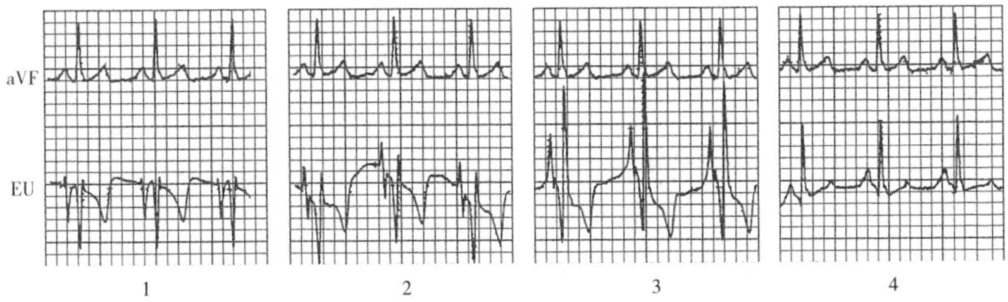

图 2-2　单极食管导联心电图 4 个区域 P 波形态

三、鉴别心律失常

发生心律失常时，辨别有无 P 波或了解 P 波与 QRS 波群的关系具有重要的诊断意义，因此常利用食管导联 P 波不易被其他波形掩盖的特点来分析心律失常。

（一）窦性和房性心律失常

包括：①窦性静止或窦房传导阻滞。②心房内传导阻滞。③房性期前收缩伴心室内差异性传导。④房性期前收缩二联律未下传。⑤房性心动过速或心房扑动伴 2 ∶ 1 房室传导等。

（二）宽 QRS 波群心动过速

室性心动过速、室上性心动过速伴心室内差异性传导或束支阻滞、从预激旁路前传的室上性心动过速以及快速心室率的心房颤动或心房扑动等是形成宽 QRS 波群心动过速的主要原因，有时在鉴别上较为困难。而食管导联所显示出的高尖 P 波对鉴别诊断颇有帮助（图 2-3）。

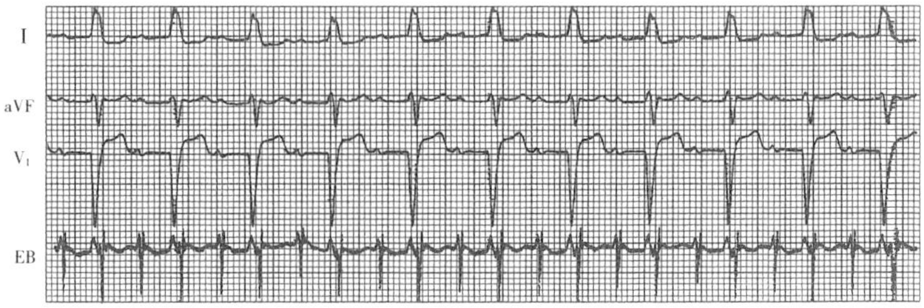

图 2-3　房性心动过速伴 2 ∶ 1 房室传导合并完全性左束支传导阻滞（EB：双极食管导联，下同）

房性心动过速患者，体表心电图酷似窦性心律，一度房室传导阻滞伴完全性左束支传导阻滞。而在滤波双极食管导联可清晰显示隐埋在 QRS 波群中的 P 波，证实为房性心动过速伴房室 2 ∶ 1 传导

第二节　食管心脏电生理检查技术

食管心脏电生理（esophageal cardiac electro—physiology method）检查是一项经食管起搏心脏来进行临床心脏电生理诊断和治疗的技术。该方法利用食管与心脏解剖关系密切的特点，将电极导管经鼻腔送入食管，应用心脏刺激仪发放直流电脉冲，通过贴近心脏的食管电极对心房或心室进行调搏；同时，记录体表及食管内心电图以获得心脏各部位的电生理参数，从而揭示某些心律失常及其发生机制，诊断和治疗某些心律失常等。该方法简单易行，相对安全，不需要大型仪器，在一定范围内能替代心内电生理检查，尤其适合基层医院。

一、仪器设备

（1）一台能够发放各种程控和非程控电脉冲的心脏刺激仪，要求操作简单、频率和程控计数准确，起搏电压能在 0~40 V 之间连续调节。

（2）一根专用 2 极、4 极或 6 极食管电极导管。因起搏阈值与两电极的面积和间距呈反比，适当增加电极面积和极间距能降低起搏阈值，采用调整极间距或多极起搏的方法能使起搏阈值降至 10~20 V。

（3）一台带示波的心电图机或多导程生理记录仪，如有冻结、储存功能则能有效捕捉瞬间出现的心电生理现象或进行心房标测以了解激动顺序。国产刺激仪与记录仪为一体的新型食管心脏电生理检查仪能在发放刺激脉冲同步记录体表 12 导联心电图和食管导联心电图，可以满足检查及记录的要求。

（4）检查室内应备有氧气、抢救药品及心脏除颤器等以防止意外。

二、操作方法

（一）放置食管电极

患者平卧记录 12 导联心电图做对照。用纱布将经过消毒的电极导管顶端涂上适量的润滑剂，将导管顶端略弯曲，然后从患者一侧鼻腔徐徐插入，动作要轻、慢、稳，尽量减小导管头部对咽喉壁刺激。如导管到达咽部有阻力并出现恶心时，可稍许旋转导管，同时嘱患者做吞咽动作，随之将导管送入食管。对咽喉部刺激较敏感者可向咽部喷少量 1%丁卡因液，或采用其他一些减轻反应的方法（如嘱患者喝水、深呼吸等）。导管误入气管时患者会出现剧烈咳嗽或气急，此时应将导管退出重新插入。当导管进入 35~40 cm 或到达按身高测算公式计算［（受检者身高+200）÷10］cm 时，电极基本位于相当于左心房水平。将导管尾端电极与心电图导联（通常采用 V_1 导联）连接后上下略微调节电极在食管内位置，待录得最大振幅双相或直立 P 波时将导管固定，导管尾端电极与刺激仪输出端连接后即可测试起搏阈值。使用新型食管心脏电生理检查仪时，直接将双极食管导联连接在食管导管的一对电极记录，刺激仪输出端与另外一对电极连接即可。

（二）测定起搏阈值

以快于自身心率 10~20 次/分的频率刺激，逐步将起搏电压从低调高，直至心房被稳定起搏后的最低电压即为起搏阈值（pacing threshold）。进行检查时刺激电压应高于起搏阈值 2~5 V，以保证全部有效起搏心房。不同的患者因心房肌应激性不同，电极在食管内位置不同以及接触是否紧密等因素影响下，起搏阈值不尽相同，一般在 15~25 V。如高于此值患者会感到灼痛，甚至极少数患者躯干随刺激频率发生跳动，此时要设法将起搏阈值降低。常用方法有：①仔细调整导管电极在食管内位置，使电极贴靠左心房最近。②交换近、远端电极的极性。③使用多电极导管改变两电极的极间距。④采用负极居中，正极分别位于负极的近端和远端两侧的双正极法起搏或多极法起搏，由于增加了电极面积和极间距，起搏阈值可明显降低。⑤导管反复消毒使用后，电极金属表面严重氧化或连接线接触不良等通常是使起搏阈值增高的主要原因，应及时更换新的电极导管，提倡一次性使用食管电极导管。食管电极能有效起搏心房后，再按临床需要进行心脏电生理检查。

（三）调节感知

1. 感知灵敏度　刺激仪的电脉冲需感知 R 波或 P 波后经过一个延时间期再发放，以防电脉冲落入心脏不应期和易颤期，可保证刺激安全有效。将感知灵敏度（perceived sensitivity）的旋钮由低向高缓慢旋转，当听到刺激仪中发出的蜂鸣声与示波器上的心搏一致时表明已感知正常。灵敏度过高会误感知较小的干扰信号，灵敏度过低则无法有效感知心电信号。

2. 感知不应期　刺激仪在感知 R 波或 P 波信号后不再感知其他信号的一段时间称为感知不应期（perceived refractory period），感知不应期设置应>R-T 间期及<R-R 间期，通常设置在 0.3 s，可防止仪器对 R 波之后 T 波的再感知。

三、刺激方法

临床应用的刺激方式、方法较多，可分为以下几个方面：①按是否能程序控制分为程控刺激和非程控刺激两种。②按刺激频率分为起搏、超速、亚速、猝发等刺激。③按刺激程度的强弱分为阈上刺激和阈下刺激。④按发放方式可分为定时、定数和任意发放等。

（一）非程控刺激法

亦称 S_1S_1 法，是一种恒定频率或变频的刺激脉冲（图 2-4），适用于测定窦房结功能和房室交接区功能、阐明房室结双径路、研究预激综合征机制、诱发和终止阵发性室上性心动过速等。常用有以下几种：

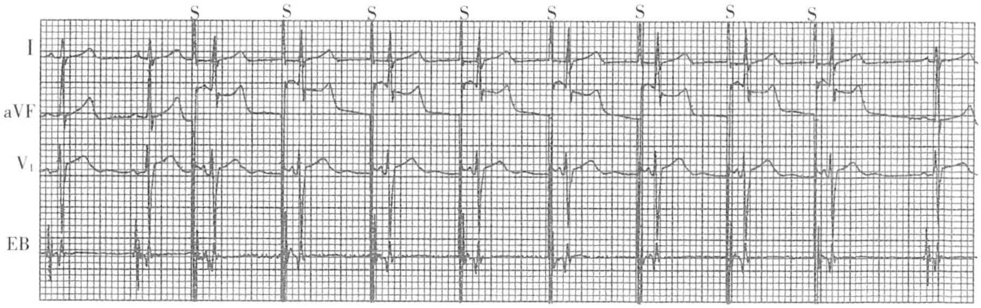

图 2-4　非程控 S_1S_1 刺激

图示窦性心律时 P-QRS 波群形态正常，经食管心房发放 8 次频率 75 次/分的 S_1S_1 刺激，见每次刺激波（S 波）后均紧跟 P-QRS 波群，表明电刺激稳定起搏心房形成 P 波，并经房室结—希浦系下传至心室产生正常 QPS 波群。刺激结束后的代偿间期略长于窦性周期，表明心房刺激激动同时侵入窦房结形成不完全性代偿间期

1. 分级递增刺激法　为最常用的非程控刺激。采用比自身心率快 10～20 次/分的频率开始刺激，每次刺激 30～60 s，每级递增 10～20 次，直到需观察的电生理现象出现止。

2. 连续递增刺激法　开始时采用接近自身心率的频率进行刺激，随后连续的逐渐递增频率，直至终止心动过速。

3. 超速刺激法　采用高于心动过速 30~50 次/分的频率连续刺激，以不超过 10 次为宜，如未能终止可反复应用。此为最常用的终止室上性心动过速刺激法，一般最高频率不宜超过 300 次/分，但对于心房扑动则需高于扑动的频率刺激才能终止。

4. 亚速刺激法　采用低于心动过速的频率进行连续刺激，较缓慢的电脉冲随机进入折返环路终止窗口内可终止心动过速，较安全但效果较差，仅适用于频率较慢的心动过速。

5. 短阵猝发刺激法　采用比心动过速快 40%左右的频率发放 5~10 次电脉冲，用于终止室上性心动过速效果最佳，但有一定危险性。可采用第一个刺激脉冲与前 R 波同步，以避开心脏易损期。

（二）程控期前刺激法

按事先编排好的程序进行期前刺激，可在基础刺激情况下发放期前刺激，也可在自身心率的基础上发放期前刺激。适用于心脏不应期测定、阐明房室结双径路、研究预激综合征机制、诱发和终止阵发性室上性心动过速、揭示常见的电生理现象等。常用有以下几种。

1. S_1S_2 刺激法　为最常用的程控期前刺激法。发放 6~8 个 S_1 基础刺激，然后配以 1 次 S_2 期前刺激。S_1S_2 偶联间期以每次间隔 10 ms 或 20 ms 的时间从舒张晚期逐次提前刺激（负扫描），也可从舒张早期逐次延后刺激（正扫描），一般采用负扫描（图 2-5）。

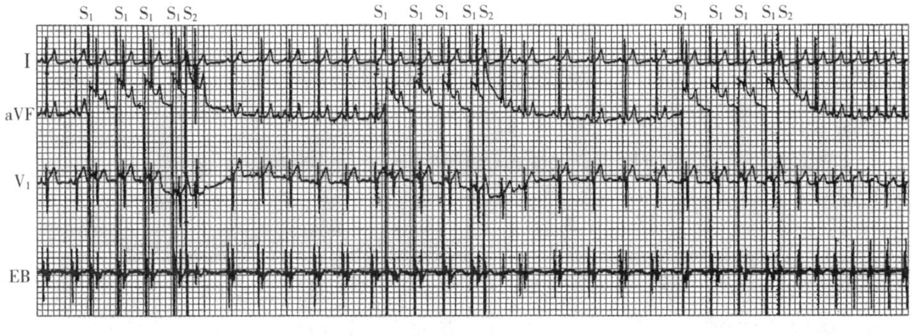

图 2-5　S_1S_2 程控期前刺激揭示房室结双径路以及诱发慢-快型房室结折返性心动过速

图 2-5 示基础刺激周长 600 ms 时的心房程控 S_1S_2 4 ∶ 1 刺激，每 4 个 S_1 刺激后紧跟了 1 个 S_2 期前刺激，S_1S_2 间期每隔 10 毫秒进行负扫描，每组 S_1S_2 间隔 5 秒。可见到第一次 S_2 后的 S_2-R_2 间期较短，R_2 波群呈右束支阻滞图形；第二次 S_2-R_2 间期突然明显延长，R_2 波群形态恢复正常，显示出房室结双径路传导的电生理特征；第三次 S_2 后诱发出慢-快型房室结折返性心动过速（纸速：10 mm/s）

2. S_2S_3 或 $S_2S_3S_4$ 刺激法　在 S_1S_2 刺激基础上增加 S_3 或 S_4 期前刺激，分别固定各期前刺激的偶联间期后，以最后一次期前刺激进行扫描。

3. PS_2 或 RS_2 刺激法　采用患者的 P 波或 R 波触发 S_2，在自身心搏 4~8 次后配发 1 次 S_2 期前刺激进行负扫描或正扫描。

4. 各种期前刺激法　刺激时，S_1 基础刺激必须稳定有效起搏。因电生理特性与心动周期长短相关，基础心率稳定才能保证期前刺激得到的电生理数据准确。

四、各波形、间期及其意义

（一）电脉冲刺激波

简称为 S 波，在心电图上表现出高尖的钉状波。起搏电极极性相同时，在不同的导联上 S 波的方向不同；起搏电极的极性不同时，在同一导联上表现出不同方向的 S 波，根据 S 波间距可测出起搏频率或期前刺激的偶联间期。然后观察每次 S 波后是否有紧密相关的 P 波，如无 P 波表示该次电脉冲起搏无效（心房处于有效不应期时例外）。

（二）心房激动波

电脉冲有效起搏心房后，会在 S 波后出现与窦性激动顺序不同的 P 波，食管导联 P 波领先于 V_1 导联系左心房先激动之故。P 波在 V_1 导联最清晰，呈双峰直立状，故 V_1 为常用的记录导联。当 P 波不清时，一般习用起始清楚的 S 波作为测量心房激动的起点。窦性心律和心房起搏时，采用滤波双极食管导联与 V_1 导联同步记录还能粗略测出房间传导时限。

（三）心室激动波

心房起搏时，正常情况下 QRS 波群形态应与窦性激动一致。当心房起搏频率和期前刺激偶联间期的改变或激动下传途径不同时，QRS 波群形态会异常。此时要根据心脏电生理特性进行分析，要注意房室传导关系和 QRS 波群外形。例如可疑预激旁路患者，心房起搏频率增快或期前刺激偶联间期缩短，使房室结传导减慢或阻断，心房激动经旁路下传成分明显增加，造成 S-R 间期缩短，QRS 波群逐渐呈现完全预激图形，从而明确诊断。

（四）波形、间期命名及测定

1. 命名　S_1 引起的 P、QRS 波群称为 P_1、R_1 波，S_2 引起的 P、QRS 波群称为 P_2、R_2 波，余波分别以此类推（图 2-6）。

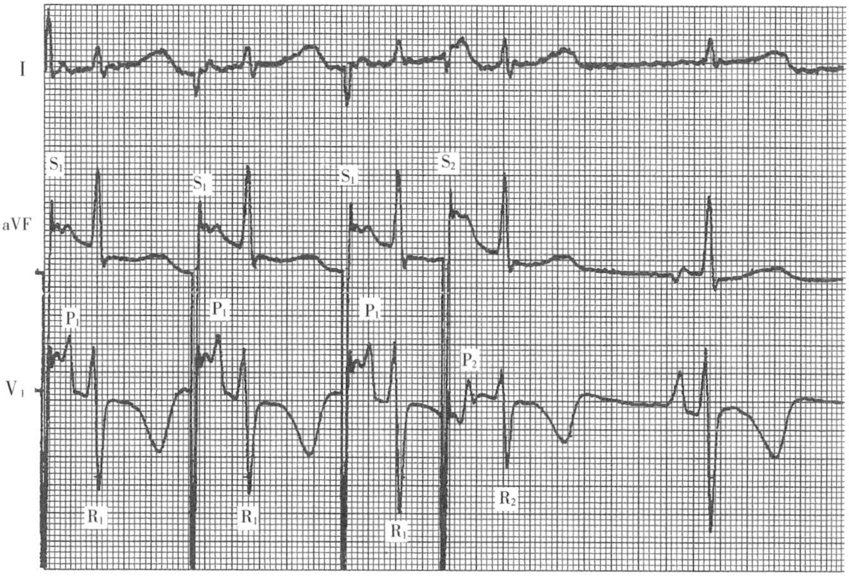

图 2-6 各波形、间期命名及测定

2. S-P 间期 从 S 波起始到 P 波起始。其意义与心内法不同，心内电生理检查时 S-A 间期（电脉冲波至 A 波的时距）代表局部心房肌的传导时限。食管法因起搏电极在食管内，S-P 间期仅代表电脉冲至心房开始激动时的时距。当期前刺激偶联间期缩短，发生 S-P 间期的延长时并不能代表心房内发生传导延缓。

3. S-R 间期 从 S 波起始到 QRS 波群起始，代表房室传导时间。

4. S_1-R_1 间期 代表基础刺激时的房室传导时间。

5. S_2-R_2 间期 代表 S_2 期前刺激时的房室传导时间。

第三节 心脏不应期测定

心脏不应期测定是临床心脏电生理检查中的重要内容，其可了解各部位组织的传导功能和应激能力，对研究某些心律失常发生机制和抗心律失常药物的作用机制具有重要的临床意义。

一、不应期种类

根据心脏组织对期前刺激产生不同的反应，可形成三种类型不应期。

（一）相对不应期

指心脏某组织在应激后一段时间内，虽然能够再次应激，但传导速度显著减慢的时期，以该组织传导发生延缓时的最长期前刺激偶联间期表示。

（二）有效不应期

指心脏某组织在应激以后的一段时间内不能再次应激的时期，以该组织发生传导阻滞时的最长期前刺激偶联间期表示。

（三）功能不应期

指激动能连续两次有效通过心脏某组织的最短时距，以能引起该组织连续两次应激时的最短期前刺激偶联间期表示。

二、各部位不应期测定方法

一般采用 S_1S_2 负扫描刺激法进行测定。测定各部位不应期时，检测部位的不应期必须长于其前部位的不应期，否则无法显示。

（一）窦房结不应期

只能间接测定窦房结有效不应期，呈插入型房早时（$P_1P_3=P_0P_0$）最长的 S_1S_2 间期即为 SNERP。正常范围<360 ms，如>500 ms 可提示病态窦房结综合征（sick sinus syndrome）。出现房窦传导裂隙现象、房窦隐匿性传导、窦房传导阻滞、显著窦性心律不齐等因素，均影响正确测定窦房结有效不应期。

（二）心房肌不应期

①相对不应期，出现 P_2 波时限>P_1 波时限时最长的 S_1S_2 间期。②有效不应期，为 S_2 后不再出现 P_2 波时的最长 S_1S_2 间期。③功能不应期，能出现 P_2 波时最短的 S_1S_2（P_1P_2）间期。④正常范围，RRP：240～370 ms；ERP：230～360 ms；FRP：240～270 ms。

（三）房室交接区顺向不应期

①相对不应期，为出现 $P_2-R_2>P_1-R_1$ 或 P_2-R_2 延长时最长的 P_1P_2 间期。②有效不应期，为 P_2 波后不再出现 R_2 波时最长的 P_1P_2 间期。③功能不应期，为 P_1P_2 能连续下传时产生的最短 R_1-R_2 间期。④正常范围，R-RP：400～650 ms；ERP：220～450 ms；FRP：210～500 ms。

（四）房室结快径路不应期

①相对不应期，为 P_2-R_2 跳跃延长前出现 $P_2-R_2>P_1-R_1$ 时最长的 P_1P_2 间期。②有效不应期，为 P_2-R_2 发生跳跃式延长时最长的 P_1P_2 间期（图 2-7）。③功能不应期，P_2-R_2 跳跃延长前出现 P_1P_2 能连续下传的最短 R_1R_2 间期。

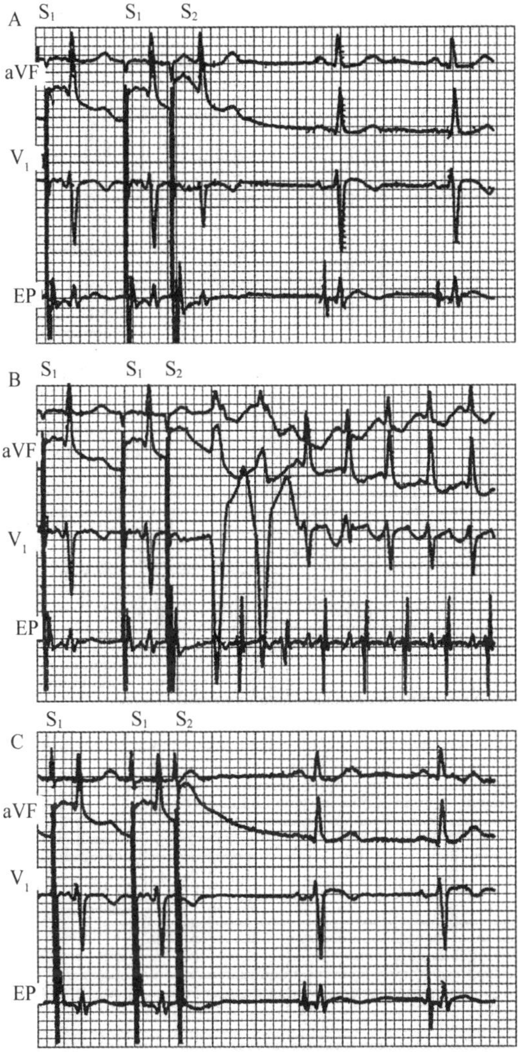

图 2-7　房室结快径路 ERP，慢径路 ERP 短于心房 ERP

房室结双径路合并左侧隐匿性房室旁路患者，基础刺激周长 600 ms 的 S_1S_2 程控期前刺激。A 示 S_1S_2 350 ms 时 S_2-R 间期 200 ms，激动沿房室结快径路顺传。B 示 S_1S_2 340 ms 时，S_2-R 间期突然跳跃延长至 340 ms，表明快径路进入有效不应期，激动沿慢径路顺传，随后诱发出顺向型房室折返性心动过速（双极食管导联中 R-P′间期 140 ms）。C 示 S_1S_2 330 ms 时，S_2 后的 P 波消失，表明心房进入有效不应期无法应激，慢径路因有效不应期短于心房，无法显示

（五）房室结慢径路不应期

①相对不应期，常被快径路传导掩盖无法测出。②有效不应期，P_2-R_2 跳跃延长后 R_2 波发生脱漏时最长的 P_1-P_2 间期。③功能不应期，P_2-R_2 跳跃延长后 P_1-P_2 能连续下传形成的最短 R_1-R_2 间期。

（六）束支不应期

①相对不应期，R_2 出现不完全性或完全性（两侧束支传导速度互差>0.04 秒）束支阻滞图形时最长的 P_1P_2 间期。②有效不应期，R_2 出现完全性束支阻滞图形时最长的 P_1P_2 间期。③功能不应期，R_2 呈束支阻滞图形前 P_1P_2 能连续下传的最短 R_1R_2 间期。④正常范围，ERP：右束支传导阻滞（RBBB）230~480 毫秒；左束支传导阻滞（LBBB）200~450 毫秒。

（七）房室旁路顺向不应期

①相对不应期，无或不易测出。②有效不应期，R_2 波预激图形突然消失时的最长 P_1P_2 间期。③功能不应期，R_2 波连续呈预激图形时的最短的 P_1P_2 间期。④正常范围，ERP：（290±50）毫秒，<250 毫秒为短不应期，心房颤动时极易引起心室颤动。

第三章

动态心电图

动态心电图（AECG）源于美国理学博士 Noman. J-Holter 于 20 世纪 50 年代末 60 年代初发明并投入临床应用的心电监测仪，因此其又称 Holter 监测（Holter monitoring）。它一次可以连续记录 24 小时全信息心电图，深受广大医务人员和受检者欢迎。发达国家和地区早已普及了 Holter 监测技术，我国起步于 1977 年，目前大、中城市乃至县级医院都开展了这项专业技术，并成为现代心血管疾病诊断领域里一项高效、实用、准确、无创、可重复性的临床重要检查方法。

第一节　动态心电图的产生和发展

一、动态心电图的产生

Holter 证实了生物的脉冲信号可以产生磁场，并可以发送和接收；1947—1954 年 Holter 进行无线电心电图的研究，开创了生物遥测学理论，证实了长时间动态的心电信号调制后可以经无线电远距离发射及接收；1954—1961 年 Holter 完成了动态心电图的研究，动态心电图问世。随着现代医学和科学技术，特别是电子计算机技术的发展，动态心电图检测技术已成为现代心脏学的重要临床心电诊断技术，在临床应用上开拓了更广泛的应用领域。

二、动态心电图记录器不断改进

Holter 于 20 世纪 40 年代末研制的无线心电图发射器是双肩背负式的，其质量为 38.5 kg，不久即减至 0.9 kg，1961 年用于临床时是磁带式记录盒，由于磁带的低频响应较差，虽然加强了低频补偿式心电放大器的应用，但 ST 段波形仍易失真，而且控制马达和机械故障较多，已基本淘汰。随着电子学、计算机技术的发展和集成电路储存器的问世，出现了数字化的固态记录器，使用数据压缩算法可连续记录 24 小时，回放分析时再将被压缩的数据恢复成 24 小时连续的心电图，在压缩和恢复过程中，压缩算法和压缩比的大小可造成图形不同程度的失真。随着存储技术的不断发展，以电子硬盘闪存卡为存储介质的记录器（或固态记录器）可采用不压缩或无失真压缩记录动态心电图信息，也不需电-磁和磁-电转换过程，而且耗电低，现已成为临床上普遍应用的记录器，其体积小而轻便，有的仅相当于一副扑克牌或一个火柴盒的大小，最小的仅相当于条装口香糖的体积。

三、数据存储与下载不断更新

随着互联网技术的普及、应用以及电子工程学和计算机技术的快速发展，数据下载速度和存储技术不断变革。动态心电图记录器中使用的存储介质最初始是磁带记录，记录波形易失真，由于磁粉的因素不能长久保留资料，而且机械故障多，随之被固态记录器和闪存卡记录器取而代之。随着存储元件制造技术的不断发展，存储芯片的容量由小到大，动态心电图记录器从经数据压缩后存储（压缩至恢复的过程，数据可产生误差而导致图形失真），发展到不压缩或无失真压缩，以保证了动态心电图图形的质量及可靠性。目前磁带记录已被淘汰，固态记录器和闪存卡记录器已成为当今的主流产品。下载技术从最初的数据下载为磁带回放器，发展到固态记录器通过有线连接的方式下载心电数据；从采用 SCIS 接口使心电数据加快下载速度，到采用 ATA 接口和 USB 数据接口下载心电数据，速度进一步加快，操作的效率显著提高。

四、导联系统不断完善

动态心电图的导联从二通道、三通道已发展到 12 导联、18 导联系统。12 导联、18 导联可有助于确定室性期前收缩、室性心动过速和旁路的定位，以及明确心肌缺血部位。但通过美国心脏协会（AHA）数据库和麻省理工学院数据库以及这些年的临床实践证明，12 导联系统的 Holter 并没能取代三通道系统的，只是两种记录方式和系统各有侧重的选择，在临床应用上可以互相补充。

通常认为，Mason-Likar 导联的误差在胸前导联中微小，无论是二通道或三通道动态心电图，模拟 V_5 导联是观察心肌缺血的重要导联；目前推广中的 12 导联动态心电图，模拟 V_5 导联仍然是观察心肌缺血的重要导联。

目前动态心电图记录器采用的导联系统分以下几类。

（一）三通道双极导联

1. 7 条电极组成

（1）Frank 导联系统采用 7 条电极构成心向量图的正交导联（X、Y 和 Z 导联）。

X 导联：正极（A），左腋中线第 5 肋间，负极（I），右腋中线第 5 肋间。

Y 导联：正极（F），左下肢，负极（H），后颈近躯干处。

Z 导联：正极（E），前正中线第 5 肋间，负极（M），后脊柱第 5 肋间。

C 点：左前胸 A 和 E 之间的中点。

（2）目前临床最常用的是 7 条电极构成的 MX 导联（胸骨柄垂直导联）：其选择的 3 个导联是 CM_5 导联（QRS 波群振幅最高，对 ST 段抬高及压低最敏感）、CM_1 导联（能较清楚的显示 P 波）、CM_{aVF} 导联（能显示右冠或左回旋支血管病变引起的 ST 段抬高、压低），因此，左心室面+右心室面+下壁模拟导联已成为目前动态心电图常用三通道双极导联的最佳组合。其电极片粘贴位置如图 3-1 所示。

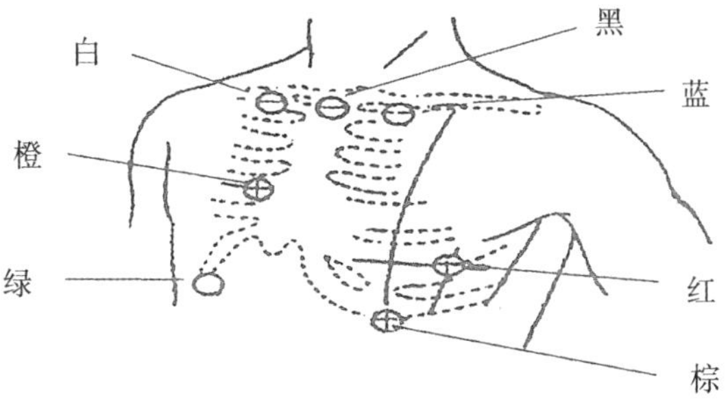

图 3-1 三通道双极导联电极片的粘贴位置

第一通道 CM_5（相当于 V_5 导联）：红色“+”位于左腋前线第 5 肋，白色“-”位于胸骨柄左侧。

第二通道 CM_{aVF}（相当于 aVF 导联）：棕色“+”位于左锁骨中线第 7 肋，黑色“-”位于胸骨柄处白色和蓝色中间（有的厂家是黑色“+”，棕色“-”，可根据实际而定）。

第三通道 CM_1（相当于 V_1 导联）：橙色“+”位于胸骨右缘第 4 肋，蓝色“-”位于胸骨柄右侧。

地线：绿色位于右锁骨中线第 6 肋。

2. 5 条电极（或 4 条）组成　EASI 导联系统由 5 个电极构成，是沿用了 Frank 导联的 E、A 和 I 电极，另加了 S 点电极，S 点的位置是胸骨体中央上端，无关电极的位置是右肋弓处或其他任何位置（图 3-2、图 3-3）。

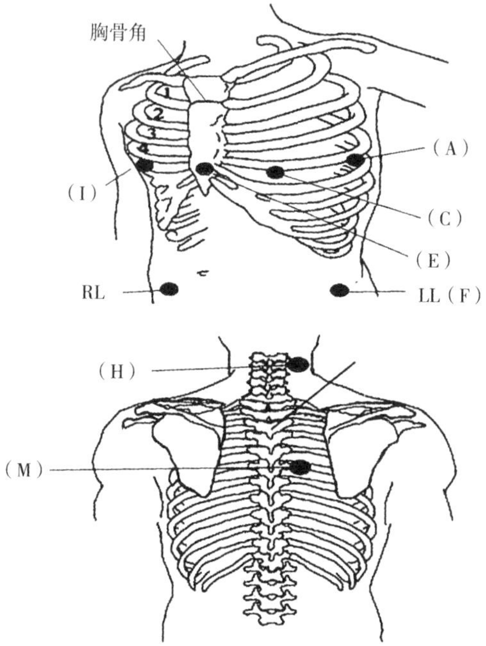

图 3-2　EASI 导联

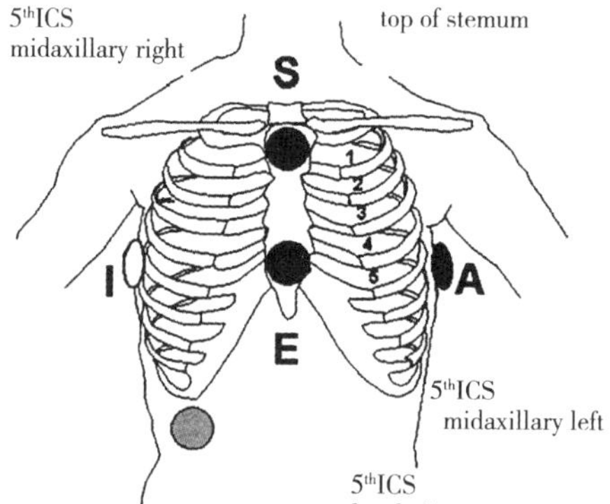

图 3-3　Frank 导联

3. 二通道双极导联+起搏通道　在三通道双极导联基础上，将其中一个通道用于起搏脉冲专用通道。

（二）动态心电图12导联系统（改良12导联）

动态心电图应用的12导联系统为衍生导联。衍生导联是运用数学推导方法，从少数几个导联所记录的心电数据合成12导联，由此而形成衍生的12导联心电图。衍生的心电图可以近似于但不完全等同于标准12导联心电图。

EASI正交导联系统是最常用于衍生12导联心电图的导联系统，EASI正交导联是在Frank导联基础上改良的导联系统。

1. 12导联动态心电图电极片的粘贴位置如图3-4所示。

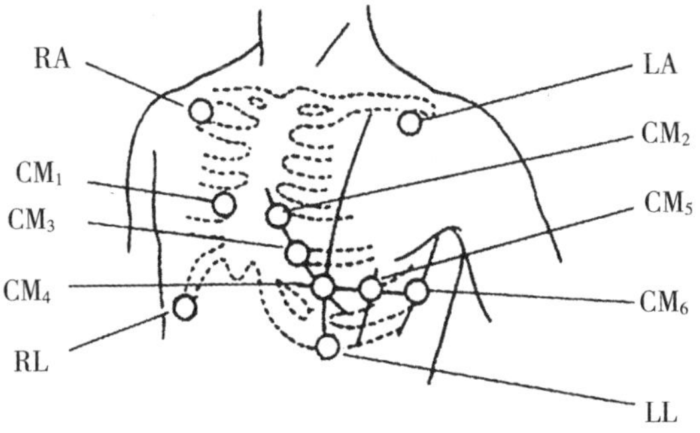

图3-4　12导联动态心电图电极片的粘贴位置

RA：位于右锁骨中线第2肋。

LA：位于左锁骨中线第2肋。

LL：位于左锁骨中线第7肋缘。

RL：位于右锁骨中线第7肋缘。

CM_1：位于胸骨右缘第4肋。

CM_2：位于胸骨左缘第4肋。

CM_3：位于CM_2和CM_4连线的交叉点。

CM_4：位于左锁骨中线第5肋。

CM_5：位于左腋前线第5肋。

CM_6：位于左腋中线第5肋。

2. 改良12导联和常规12导联心电图的比较　QRT波电轴多为右偏（Ⅰ导联R/S≤1）；Ⅱ、Ⅲ、aVF导联中R波振幅增加；Ⅰ、aVL导联R波振幅降低；同时可有ST段和T波的改变。在临床医疗中应用和被验证，EASI导联衍生的12导联心电图与标准12导联心电图之间，存在有价值的相关性。用衍生导联心电图检出标准导联心电图中ST段压低或抬高，平均敏感性和特异性分别为89%和99.5%。运用数学推导方法，可以从12导联所记录的心电数据合成18导联心电图，由此而形成衍生的18导联心电图（后壁+右胸导联）。

第二节 动态心电图检查的临床应用和适应证选择

一、动态心电图临床应用和适应证选择

动态心电图临床应用和适应证选择：①评定患者与症状时相关的心律失常。②对发作性心律失常进行定性和定量分析，并对心律失常患者给予危险性评估。③协助鉴别冠心病心绞痛的类型，如变异型心绞痛、劳力型心绞痛、卧位性心绞痛，尤其是无症状性心肌缺血的诊断。④对已确诊的冠心病患者进行心肌缺血的定性、定量及相对定位分析。⑤对心肌梗死或其他心脏病患者的评估以及生活能力的评定。⑥评定窦房结功能，并可对窦房结的变时性做初步评估。⑦评定抗心律失常和抗心肌缺血药物的疗效。⑧评定 ICD 和起搏器的起搏与感知功能以及起搏器的参数和特殊功能是否对该患者适宜。⑨检测长 QT 综合征、心肌病等患者出现的恶性心律失常。⑩可进行心率变异、心室晚电位、QT 离散度、T 波电交替、窦性心律震荡以及睡眠呼吸暂停综合征等检测分析。

二、1989 年指南与 1999 年指南

随着循证医学的发展，国际上许多国家为了规范动态心电图的仪器参数、操作规程、适应证和禁忌证、结果解释和临床意义及操作技师和报告医师所应具备的知识等制定过相关的指南。其中最完善、最具影响的是美国心脏病学会（ACC）和美国心脏协会（AHA）制定的动态心电图指南。

ACC/AHA 于 1980 年成立专门的分委会和工作组来评估各种心血管的诊断方法和治疗措施。分委会由 9 人组成，Suzanne B. Knoebel 任主席。工作组由 5 人组成，Charles Fisch 为主席。工作组主要负责回顾文献，衡量各个证据支持或反对某种诊断技术或治疗手段的强度，包括评价已知资料的预期结果、患者特殊因素、并发症、可能影响试验选择或患者选择的问题、随访频率及费用等。工作组于 1988 年起草了 ACC/AHA 的第一个动态心电图指南。该指南于 1988 年 10 月被 ACC/AHA 两个主要的学术组织接受和批准，于 1989 年 1 月同时在美国 *Circulation* 和 JACC 杂志上发表。指南试图通过制定普遍接受的诊断、处理、预防特定疾病或情况的方法帮助临床医师决策。指南实际上只适用于大多数情况和大多数患者的需要；对于特殊患者，医师需要根据患者的具体情况而定。

1999 年由 11 人组成的新的委员会和由 9 人组成的工作组对该指南进行了大幅度的修订。美国心脏病学会/美国心脏协会/美国内科医师学会-美国内科学会 1998 年成立临床能力工作组。2001 年该工作组制定和发表了一个《心电图和动

态心电图的临床能力声明》，对动态心电图监测的适应证、阅读动态心电图所必需的最基本的医学知识、技术知识、培训和保持这种能力的要求作了更明确的阐述。

1999 年修订的指南引用了 20 世纪 80 年代以来设计合理、结果可靠的有价值的文献 304 篇，全文长达 37 页。该指南更注重于证据、表述的客观性和新的医学进展。下面对 1989 年和 1999 的动态心电图指南做一个大概的比较，并对指南中非常重要而临床中很容易忽视的问题进行简述，希望对认识两个指南发表相隔 10 年期间动态心电图的发展趋势有所帮助。

（一）概述

10 年间固态数字技术的迅速发展扩展了心电图数据经电话传送，并提高了软件分析系统的准确性。这些进步，加上更好的信息质量和更强的计算机分析心律失常的能力开拓了动态心电图应用的新领域。多导联及遥测信号的应用扩大了在心律失常检测上的应用。新的研究证实，监测心律失常可评估药物和医疗器具（起搏器和 ICD）的作用。动态心电图对一过性 ST 段改变的解释仍有争议，但已积累了相当多的资料，特别是在评价无症状心肌缺血的预后价值方面有更多可用资料。心率变异（HRV）分析在预测高危心脏病患者的死亡率方面显示了良好的前景。尽管有这么多的新进展，但真正的全自动分析系统仍未完善，技师和医师参与分析系统的分析仍是必需的。1999 年指南在动态心电图的适应证分类中均将 1989 年指南中的“一般同意”改为了“有证据和（或）一般同意”，把有证据放在了各类适应证的首位，说明 1999 年指南中的各项建议多数是建立在循证医学的基础上。另外，将原来的Ⅱ类适应证进一步细分为Ⅱa 和Ⅱb，使指南的各项建议更加准确客观。

动态心电图技术在特定的临床情况下的有用性和有效性按以下分类表示：①Ⅰ类，有证据表明和（或）一般认为某种诊断方法或治疗措施是有用和有效的。②Ⅱ类，对某种诊断方法或治疗措施的有用和有效性的证据有矛盾，专家观点有分歧。③Ⅱa 类，证据/观点支持有用/有效。④Ⅱb 类，证据/观点不能充分证明有用/有效。⑤Ⅲ类，有证据表明和（或）一般认为某种诊断方法或治疗措施无效，而且在某些病例中可能有害。

（二）动态心电图设备

1999 年指南对动态心电图的记录和回放设备的研究进展、性能参数及操作要求作了更详细的阐述，对心律失常和缺血分析提出了更具体的技术要求。循环记录仪，特别是可植入皮下的循环记录仪及固态记录技术在十年中迅速发展。动态心电图设备可以检测和分析心律失常和 ST 段改变，也可以对更为复杂的 RR 间期和包括晚电位、QT 离散度和 T 波改变的 QRS-T 形态进行分析。

动态心电图记录仪有两种：一种为持续监测仪，通常应用 24~48 小时，用于监测发生在这一时间段内的症状或心电图改变；另一种为间断记录仪，可长期监测（数周到数月），提供短暂的、简短的数据来发现发生频率较低的事件。间断记录仪有两种类型：一种是循环记录仪（loop recorder），适合于症状十分短暂，或症状仅为短暂乏力，可以马上触发记录仪并记录储存心电图的患者。新型循环记录仪能够植入皮下而进行长期记录，对很少出现症状的患者特别有用。另一种类型的间断记录仪是事件记录仪，佩戴在患者身上，并在事件发生时由患者触发。它不适用于意识丧失或意识几乎丧失的心律失常患者。适用于症状发生频率低、不严重但持续存在的心律失常患者。

持续记录仪：常用的动态心电图记录仪小而轻便，有 2 条或 3 条双极导线。记录和回放系统的频率响应为 0.67~40 Hz。常用的记录方法是盒式磁带记录。磁带转动速度为 1 mm/s。这种记录方法允许重放和问询整个记录期，故称全息显示（full disclosure）。因此它适用于检测心律失常及传导异常，但它可能在记录低频信号如 ST 段上有一定局限性。不恰当的低频反应或从高频 QRS 信号明显的时段转换可能导致 ST 段受干扰变形，从而可能导致缺血判断的错误，特别是在应用某些振幅调节（AM）系统的情况下。较新的 AM 系统设计具有改进的低频记录和回放的特点，并已证明能够准确地记录 ST 段偏移甚至 T 波改变。频率调节系统（FM）避免了这一缺点，因为它们的设计采用理想的低频反应而没有低频“推动”作用。另一种记录方法是应用固态记录装置直接以数字化模式记录心电图信号。直接数字化记录避免了磁带机械记录在分析前需进行模拟-数字转化的缺点。心电图信号记录可达每秒 1 000 个。这些固态记录可以迅速得到分析，并且目前一些记录仪装备了微处理器，可以在获得 QRS-T 波群的同时对其进行“在线分析”。存储方法包括闪存卡或便携式硬盘。记录完成后可将闪存卡从记录仪中取出，并插入另一台仪器中进行回放和数据分析，或者将数据通过电子传送到其他地点进行分析。与闪存卡不同，硬盘不能从记录仪中取出，但数据可以下载到其他存储装置上或进行电子传送。

电极准备和导线系统应用的方法：放置电极区域的皮肤应备皮，必要时应该用砂带轻轻擦拭，并用酒精棉签彻底清洁。为了更好地记录低频的 ST 段，应在电极放置前用电阻计测量皮肤电阻。电极间的阻抗应≤5 kΩ，最好≤2 kΩ。多数在胸壁贴 5~7 个电极，通过 2 个或 3 个双极导线记录信号到 2 个或 3 个通道，第三条通道专门用于记录起搏器信号。双极导联最常用的是 CM_5、CM_3 和改良下壁导联。如果进行 AECG 监测的患者其运动试验存在缺血性改变，AECG 导联结构应模拟运动试验中 ST 段改变最大的导联。当患者佩戴好记录仪后，可用一条检验导线连接记录仪和标准心电图机来校验振幅、心率和记录的波形。

一旦放置好导线，在患者离开实验室之前，应记录患者站位、坐位、左右侧卧位和仰卧位的图形，以除外干扰所致的ST段改变。

CM_5是检出心肌缺血敏感度最高（89%）的单一导联。加上CM_3可使敏感度增加到91%，加下壁导联可使敏感度增加到94%，特别是可提高单纯下壁缺血的检出率。AECG所有3个导联联合应用的敏感度为96%，比联合应用2个导联（CM_5和下壁导联）的敏感度高2%。因此，常规鉴别缺血可能只需要2个导联。

心律失常和心肌缺血的日间变异以及最佳记录时间：心律失常发作的频率或ST段压低的程度每日存在变异。要确定心律失常频率大幅度减少与治疗有关，那么在治疗后心律失常的发生频率需减少65%~95%。缺血性ST段压低的频率、时程和程度的变异同样显著。因此，鼓励患者在AECG记录期间进行相似的日常活动是必要的。检出缺血并对缺血发作进行量化的最理想和最可行的记录时间是48小时。AECG变异对判断治疗效果的影响很大，如患者治疗前后监测48小时，缺血事件需减少75%才能达到统计学意义。

间断记录仪，也称为“事件记录仪”，包括：①患者有症状后触发、记录并存储短期心电图的记录仪。②可持续记录心电图，但仅存储患者感受到症状并触发仪器后的短期心电图（5~300 s）。这两种记录仪常应用固态存储器，并能传输数据。

回放系统和分析方法：绝大多数回放系统用计算机软件进行数据分析并打出报告。应由有经验的技术员或医师对心律失常的分类和每次缺血发作进行回顾，以确保诊断的准确性。尽管单独应用计算机可能有助于鉴别缺血，但有经验的观测者评估后发现，计算机得出的结论常常是错误的。因此，医师通读全部记录是最基本的要求。

1. 心律失常分析　每次搏动均应分为正常、室性期前收缩、室上性期前收缩、起搏心律、其他或未知，并且每种异常均应创建一个模板。计算机将每一模板的异常心律数量制成表格，描述房性和室性心律失常频率的总结数据通过图表形式加以显示。系统自动存储有意义心律失常事件的心电图条图并记录每日发作次数。

2. 缺血分析　必须仔细检查QRS-T形态，以确保适于鉴别缺血性改变。心律应为正常窦性心律，基线ST段偏移应≤0.1 mV，形态为上斜型，T波直立。尽管ST段平坦或伴随T波倒置仍可判断，但应避开下斜型或铲挖状（seooped）ST段。监控导联的R波高度应≥10 mm。12导联心电图提示，左心室肥厚、预激综合征、左束支传导阻滞或非特异性室内传导延迟≥0.10 s的患者，不适用AECG检测缺血。AECG检测缺血时，选择的导联不应有≥0.035 s

的 Q 波或明显的基线 ST 段改变。右束支传导阻滞时 ST 段偏移是可以判断的，特别是在左胸导联。药物如地高辛和一些抗抑郁药可以干扰 ST 段，并妨碍对 ST 段压低做出正确解释。通常用标尺在 PR 段确定等电位点，在 J 点和（或）J 点后 60~80 ms 来鉴别是否有 ST 段偏移。缺血的诊断依赖于一系列的心电图改变，包括 ST 段水平或下斜性压低≥0.1 mV，逐渐出现并消失，持续时间最少 1 分钟。每次短暂缺血发作的间隔时间至少为 1 分钟，在此期间 ST 段回到基线（1×1×1 标准），指南推荐的发作间隔时间为 5 分钟。

（三）心率变异性

在 1989 年的指南中只对心脏移植、重度糖尿病的神经病变、睡眠呼吸暂停综合征和冠心病患者的 RR 间期变异特点作了简短介绍，将重度糖尿病的神经病变、睡眠呼吸暂停综合征作为 AECG 评估 RR 间期特征的Ⅰ类适应证，将预测冠心病的预后作为Ⅱ类适应证。但在 1999 年的指南中，将重度糖尿病神经病变和睡眠呼吸暂停综合征均改为了Ⅲ类适应证。而对冠心病预后的判断主要是观察有无心肌缺血。1999 年指南对心率变异性产生的机制、分析方法、记录和分析的技术要求做了详细的阐述。

心脏交感和迷走神经的平衡明显反映在心脏周期每搏的变化中，通常可用频谱分析和时域分析两种方法对每一个 RR 间期进行分析。频谱分析可以评价 RR 间期的迷走调节。频谱分析通常通过快速傅里叶变换完成，将 RR 间期分为高频（0.15~0.40 Hz）、低频（0.04~0.15 Hz）、极低频（0.003 3~0.040 0 Hz）和超低频（≤0.003 3 Hz）。频谱测定收集自不同时间间隔（2.5~15 分钟）。副交感调节主要影响高频（HF）组成部分。低频（LF）部分受到交感和副交感神经系统的共同影响。LF/HF 被认为是交感-迷走平衡和交感调节的量度标准。时域分析提供了一种简单的方法来确定那些平均 RR 间期和 RR 间期标准差变异减低的患者。时域分析包括所有正常搏动的平均 RR 间期；SDANN 指整个记录中每 5 分钟窦性 RR 间期的标准差均值；SDNN 指所有窦性 RR 间期的标准差；SDNN 指数指整个记录中所有 5 分钟时段内平均正常 RR 间期标准差的平均值；PNN50 指 RR 间期变异超过 50 毫秒所占的百分数；RMSSD 指邻近窦性 RR 间期长度差的均方根。HRV 的另一种时域测定是三角指数，是把运用离散标度 7.8 毫秒测得的所有 RR 间期制成直方图，其高度代表所有 RR 间期的总数而得到的几何数据。直方图的高度等于模式框内间期的总数。

记录和分析的技术要求：

1. 记录时间　由于 HRV 具有特殊适应证，长期（24 小时）或短期（5 分钟）记录均需进行。HRV 随监测时间延长而增加。ESC/NASPE 特别工作组提供了长、短期记录获得的各个 HRV 参数的频率范围。频域方法在短期记录中更有优势。在频率最低的波段，记录时间至少 10 分钟。如短期评估，HF 记录应接近 1 分钟，而评估 LF 时应接近 2 分钟。ESC/NASPE 特别工作组建议 HRV 短期分析的标准化记录时间为 5 分钟。

2. 伪差和心律失常　无论短期还是长期监测，HRV 分析取决于输入数据的完整性。心电图信号中的伪差或噪声可能导致 R 波时程的分析错误。HRV 检测的另一个问题是存在与运动有关的伪差。R 波的漏检或错检可以导致 RR 间期的较大偏差。导致 HRV 分析困难的其他因素是存在心律失常。持续房颤时不能进行 HRV 分析。间断异常的心跳能够扰乱正常的 RR 间期，处理异常心跳有两种方法，包括剔除偶发的异常波动和对无异常搏动的时段限制分析。

（四）对与心律失常相关症状的评估

1999 年指南对应用 AECG 评估可能与心律失常有关的症状的适应证提出更详细的建议。在Ⅰ类适应证中强调晕厥和心悸等症状应是“原因不明”或“无法解释”，原来的Ⅱ类适应证被改为Ⅱb 类，附加了另外 2 条适应证。另外，对晕厥和心悸等常见症状被 AECG 检出的可能性和临床意义作了较详细的介绍。

AECG 最广泛的应用之一是确定患者的短暂症状与心律失常的关系。一些症状通常是由一过性心律失常造成的，包括晕厥、先兆晕厥、头晕眼花以及心悸。然而，其他的一过性症状并不与心律失常相关，如呼吸困难、胸部不适、乏力、出虚汗，或者神经系统症状。ACEG 记录可能有 4 种结果：①患者出现典型症状的同时存在导致此种症状的心律失常。这一发现最为有用，并对治疗有指导意义。②有症状但 AECG 没有发现心律失常，这一发现同样有用，因为它证明症状与心律失常无关。③AECG 有心律失常存在，但患者一直没有症状。这种结果仅有不可靠的价值。④在 AECG 监测过程中无症状，同时也未记录到心律失常，这种结果没有价值。

患者的症状通常决定选择何种记录方法。持续 AECG 监测适用于意识完全丧失，以及不能佩戴或打开事件记录仪的患者，尤其适用于每天或几乎每天都出现症状的患者。许多患者数周或数月才出现一次症状，对这种患者可选用间断或事件记录仪。

AECG 对一些特殊症状的检查作用不一。晕厥的诊断评估决定于许多临床因素，晕厥患者无症状期的心率可能有一定价值。AECG 监测到的间断、无症状心动过缓可能提示诊断。一项研究评估了重复 3 次 24 小时动态心电图监测的结果，第一个 24 小时记录有 15%的患者出异常，第二和第三个记录时间段的阳性率分别为 11%和 4. 2%。心悸患者发作时 AECG 监测的收获比晕厥患者大，因为心悸发作的频率高于晕厥。门诊 AECG 监测的患者中 31%～43%有心悸发生；而且，在以前有心悸症状的患者中，发生无症状的室上性心律失常的情况比有症状的更为常见。

应用 AECG 评估可能与心律失常有关的症状的适应证：①Ⅰ类，发生无法解释的晕厥、先兆晕厥或原因不明的头晕患者；无法解释的反复心悸患者。②Ⅱb类，发生不能用其他原因解释的气短、胸痛或乏力的患者；疑一过性心房颤动或心房扑动时发生神经系统事件的患者；患者出现晕厥、先兆晕厥、头晕或心悸等症状，已鉴别出其原因并非心律失常，但治疗这种病因后症状仍持续存在者。③Ⅲ类，患者有晕厥、先兆晕厥、头晕或心悸等症状，通过病史、体格检查或实验室检查已经确定病因；患者发生脑血管意外，无心律失常发生的其他证据。

（五）对无症状心律失常患者风险评估

在 1989 年的指南中，特发性肥厚型心肌病和心梗后左心室功能不全的患者都是Ⅰ类适应证，但在 1999 年的指南中均改为了Ⅱb 类适应证；1989 年指南中Ⅱ类适应证如已知的稳定冠心病或已行冠状动脉搭桥术（CABG）或经皮冠状动脉腔内成形术（PTCA）的患者伴有心功能不全或心律失常，预激综合征，长 QT 综合征，已证实的明显主动脉瓣并伴有心律失常的症状及扩张型心肌病伴有心律失常症状的患者等，在 1999 年的指南中均被取消。而且在 1999 年的指南中比较详细地介绍了心肌梗死后、充血性心力衰竭和肥厚型心肌病的研究进展。

心肌梗死后存活者发生猝死的风险增加，在心肌梗死后头一年内发生率最高。造成猝死的主要原因是室性心动过速和心室颤动。目前，已出院的心肌梗死后生存者 1 年内发生恶性心律失常的风险为 5%或更低。24 小时以上的 AECG 监测通常在出院前完成。心肌梗死后生存者在梗死后出现频繁室性期前收缩（PVC≥10 次/时）和严重室性心律失常（如频发室性期前收缩、多形性室性期前收缩、室性心动过速）者死亡率较高。在大多数研究中，室性心律失常的阳性预测价值（PPV）较低，范围为 5%～10%。如果同时伴左心室功能降低，能够使其敏感性增加。HRV（如 RMSSD 或 PNN50）以及压力反射敏感性（BRS）等高频测定的值降低，提示迷走神经对 RR 间期的调节作用降低。心肌梗死后 HRV 和 BRS 降低的特殊机制尚不清楚。HRV 和 BRS 的降低是心肌梗死患者死亡率增加的预报因子。上述指标尽管有明显的统计学意义，但心肌梗死后单独应用 HRV 和 BRS 评价预后的价值较低。风险分析的最理想时域参数是 SDNN 和 HRV 的三角指数。高危患者的 SDNN<70 毫秒，HRV 的三角指数<15，或者 BRS< 3 ms/mmHg。将 AECG、左心室功能和普通心电图联合应用可提高危险分层的阳性预测准确性（敏感度 80%，特异性 89%）。Farre H 等认为，HRV 降低和晚电位阳性是心肌梗死后发生心律失常事件的较强预兆。射血分数≥40%的无症状的心肌梗死患者不需要进行 AECG 监测，因为这类心肌梗死极少发生恶

性室性心律失常。心肌梗死后左心室功能降低的生存者死于心血管事件的风险增加。

充血性心力衰竭，无论是缺血性心肌病还是扩张型心肌病的患者，通常存在复杂的室性心、律失常，死亡率较高。近期几项大样本的研究发现，室性心律失常（如室性心动过速、非持续性室性心动过速）是患者死亡和猝死的敏感指标，但不是特异性的。没有证据表明，严重充血性心力衰竭（CHF）的患者应用药物治疗减少心律失常发生频率或增加 HRV 能够明显地降低总死亡率或猝死的发生率。因此，在 CHF 或扩张型心肌病患者中，常规应用 AECG 或 HRV 评估风险尚无充分的证据。

肥厚型心肌病患者中猝死和晕厥十分常见。室性心律失常或 HRV 与肥厚型心肌病患者预后之间的确切关系仍有待讨论。AECG 在这些患者日常治疗中的特殊意义尚不清楚。

目前，不伴其他症状的二尖瓣脱垂、慢性二尖瓣反流及主动脉瓣狭窄患者是否需要进行 AECG 监测或 HRV 评估尚未定论。糖尿病与交感神经和副交感神经细小纤维的弥漫性病变有关。一半以上有症状的糖尿病神经病变患者将在 5 年内死亡。常规进行 HRV 检查是不必要的。通过心电图或超声心动图证实有左心室肥厚的高血压患者，其复杂室性心律失常的发生率增加。左心室肥厚患者发生室性心律失常、心肌梗死和猝死的风险均增加。对没有症状的左心室肥厚患者进行 AECG 监测的意义并不确定。AECG 监测已经用于各种心脏手术的术前及术后评估。没有心肌缺血和严重左心室功能不全的非心脏手术的高危患者术前进行 AECG 监测，发现术前存在室性心律失常与术后事件的发生无相互关系。AECG 监测对持续心肌挫伤或睡眠呼吸暂停诊断的价值不大。一些治疗心脏疾病的药物能直接或间接地影响自主神经系统。分析 RR 变异可能为判断药物的药理作用提供帮助。在药物开发中，分析 RR 变异可能有助于明确药物的作用机制。

总之，尽管心律失常检测和 HRV 分析提供的信息可能对判断无症状心律失常患者远期发生心脏事件的风险增加有益，但由于它们的敏感度及 PPV 相对较低，目前它们的应用价值受限。将 AECG、HRV、信号平均心电图和左心室功能等检查结合起来分析，有可能提高信息的质量，但将这些不同检查的数据最佳地结合起来仍很困难。特发性心肌病、慢性心力衰竭以及心肌梗死后射血分数低的患者可能从 AECG 或 HRV 监测中受益。然而，目前这些检查不能推荐作为其他患者的常规检查。

在无心律失常症状患者中用 AECG 检出心律失常评估远期心脏事件发生风险的适应证：① Ⅰ类，无。② Ⅱb 类，心肌梗死后左心室功能不全的患者

（EF≤40%），CHF 患者，特发性肥厚型心肌病患者。③Ⅲ类，持续心肌挫伤的患者，高血压伴左心室肥厚患者，心肌梗死后左心室功能正常患者，非心脏手术患者进行术前心律失常评估，睡眠呼吸暂停患者，瓣膜性心脏病患者。

无心律失常症状患者测定 HRV 评估远期心脏事件发生风险的适应证：①Ⅰ类，无。②Ⅱb 类，心肌梗死后左心室功能不全的患者，CHF 患者，特发性肥厚型心肌病患者。③Ⅲ类，心肌梗死后左心室功能正常患者，糖尿病患者评估糖尿病神经病变，存在可能干扰 HRV 分析的心律失常（如房颤）的患者。

（六）评估抗心律失常治疗的效果

AECG 广泛应用于评估抗心律失常治疗的效果。其中用 AECG 监测所行的 CAST 试验的结果，使无症状心律失常患者抗心律失常治疗的概念发生了彻底的改变。控制无自发症状或症状轻微的室性心律失常的治疗不仅无效，而且是有害的。因此，目前不推荐此类患者使用Ⅰ类抗心律失常药物治疗。

AECG 指导其他抗心律失常药物治疗影响死亡率的对照研究数据尚不充分。但许多研究评估了Ⅰa、Ⅰb 和Ⅲ类抗心律失常药的应用。这些研究已经证明，抗心律失常药物治疗既无获益也无不良反应。对于胺碘酮的研究，得到的结论是相互矛盾的，一些研究显示有所收益，而另外一些则显示死亡率没有明显的变化。已经证明，在 AECG 监测期间，根据药物反应指导胺碘酮治疗能够改善这些结果。植入型心律转复除颤器（ICD）为危及生命的室性心律失常患者提供了治疗。目前使用的 ICD 许多都可以存储事件发生时的心电图，因此，目前不要求应用 AECG 监测 ICD 的治疗效果。

致心律失常的概念包括心律失常药物治疗导致新的心律失常出现或使原有的心律失常恶化。致心律失常可能发生在药物治疗的早期或晚期。以前无症状的室性心律失常患者，致心律失常通常被定义为室性心律失常或室性心动过速发作频率的增加。这种增加需要区分是致心律失常，还是心律失常频率的变异。无症状的临床致心律失常还包括 Q-T 间期延长、窦房结功能障碍及新出现的房室传导异常或使原有异常加重，这些可以在接受抗心律失常药物治疗的患者中通过 AECG 监测而发现。

AECG 评估抗心律失常治疗的适应证：①Ⅰ类，评估个体对抗心律失常药物的反应，其心律失常的基线特点是可重复，并且频发的程度应足以进行分析。②Ⅱa 类，高危患者中检测抗心律失常治疗的致心律失常作用。③Ⅱb 类，评价心房颤动心室率控制，门诊判定治疗期间反复发生的有症状或无症状的非持续性心律失常。④Ⅲ类，无。

（七）评估起搏器和 ICD 功能

在 1989 年的指南仅有评估起搏器功能的内容，对植入除颤器患者指南只在

Ⅱ类适应证中建议用于评估室上性心律失常。1999 年的指南将评估 ICD 和起搏器功能并列在指南中，将 1989 年指南中有关评估抗心动过速起搏器功能和评估频率反应性生理起搏器功能的Ⅰ类适应证从指南中删除，而将评估频繁接受 ICD 治疗患者对辅助药物治疗的反应加入到Ⅰ类适应证中。应用 AECG 可监测心脏节律异常与频繁发生的症状之间的关系，从而对评估有症状患者是否需要安置起搏器起到一定辅助作用。AECG 对证实是否存在显著的缓慢性心律失常，以及评估患者症状与心律失常之间是否相关两方面均有作用。起搏器植入后，AECG 可评估起搏器功能，并且可指导设定频率反应和自动模式转换等参数。有时 AECG 可以作为起搏器术后持续遥测评估起搏器功能的辅助手段，从而辅助决定是否需要重新设定程序或进行手术干预。目前应用的起搏器具有有限的 AECG 监测功能，尚不能完全替代传统的 AECG，仍需通过各种复杂的步骤来完成这项工作，无论分类的依据是心房感知还是起搏。在随访问询时，可以通过起搏器内存获得表格数据，定量分析心房心室感知及起搏所占的百分比，包括无心房活动的心室感知的定量分析。尽管这些步骤主要是为了了解起搏器的功能，使包括房室延迟、频率适应、心率的上限和下限在内的参数的设定最佳，这些数据还能够确定室性心律失常发生的频率。与起搏器相比，目前应用的 ICD 具有事件发生时详细记录心电图的能力。然而，这些记录在十分有限的时间内完成（通常设定为每次事件 5～30 秒，总的记录时间最长为 5～10 分钟）。尽管这些记录为临床医师提供了更完整和详尽数据，但记录时间有限和缺乏体表心电图 QRS 波群形态成为其主要的局限。

在对植入 ICD 的患者进行门诊随访时，AECG 可对与 ICD 有关的症状进行间断监测。电极植入后，心房和心室的起搏阈值有所改变，长期随访中能够发现异常的感知和夺获。适当设定输出参数能使 ICD 使用寿命延长，在重新设定程序后可应用 AECG 对 ICD 功能进行评估。AECG 是评估 ICD 放电治疗是否恰当的有效辅助工具，并能评估药物辅助治疗的效果，药物治疗的目的是使 ICD 放电的频率减到最小。尽管目前应用的 ICD 可存储触发 ICD 的心电图，但是单纯通过此记录区分是室性心动过速还是室上速较为困难。目前，AECG 仍是调整仪器功能的有效辅助工具，包括确保设定的心动过速检出心率与日常活动所能达到的最大心率没有重叠。

AECG 评估起搏器和 ICD 功能的适应证：①Ⅰ类，通过评价频繁发生的心悸、晕厥或先兆晕厥等症状来评估设备的功能，以排除外肌电抑制和起搏器诱导的心动过速，并且帮助设定改进参数（如频率）适应和自动模式转换等；在设备问询未能确定诊断时评估可疑的部件失灵或功能障碍；评估频繁接受 ICD 治疗的患者对辅助药物治疗的反应。②Ⅱb 类，作为对连续遥测的替代或辅助方法，评估起搏器或ICD植入后即刻的术后起搏器功能；评估植入除颤器患者室上性心动过速发作时的心率。③Ⅲ类，通过设备问询、ECG或其他有用数据（如胸片等）足以确定潜在的原因/诊断时，评估ICD或起搏器功能障碍；对无症状患者进行常规随访。

（八）对心肌缺血的监测

1989年的指南就认为如果整个AECG设备从记录、分析和回放都进行适当的控制，AECG就可以可靠地检测到心肌缺血的ST段改变。1989年的指南将检测心肌缺血的适应证按有胸痛患者检测心肌缺血、无症状患者检测心肌缺血和已知冠心病患者检测无症状心肌缺血三种情况分别提出建议。1999年的指南只将心肌缺血检测作为单独一项提出适应证的建议，但在该建议中没有Ⅰ类适应证。1999年指南认为随着技术的进步，AECG监测可以提供冠心病患者的心肌缺血的准确而有临床意义的信息。没有证据表明，AECG可以提供关于无症状的未诊断冠心病患者出现缺血的可靠信息。鉴于运动试验中没有缺血证据的患者进行AECG监测的相对较少，多数研究评估了运动试验阳性与AECG监测发现心肌缺血的关系。在运动试验阳性患者中，只有25%～30%的患者在AECG监测时证实有缺血存在。运动负荷试验中缺血的程度和AECG监测中缺血发生的频率和持续时间有明显的相关性。

与运动试验不同，AECG监测的优势为日常活动状态下对心肌缺血的监测。AECG监测也可对因躯体残疾、周围血管病变或肺部疾病不能运动的患者进行危险分层。如果可怀疑为变异型心绞痛而运动试验阴性的心绞痛患者，应用AECG监测有助于对其进行评估。然而，对于有症状的患者，诊断仍依靠运动试验。

AECG监测可对缺血提供综合的评估。许多研究证明，如果不应用AECG进行评估，有80%发生在日常生活中的无症状缺血事件不能被诊断。一些研究的结果证实，对接受抗心绞痛药物治疗并且能够充分控制症状的患者进行AECG监测中发现，无症状缺血事件的发生很频繁。然而，这些缺血的临床意义尚不清楚。

关于AECG对心肌缺血的预测价值，指南认为应用AECG监测心肌缺血可以识别高危患者，对于稳定型冠心病的患者，AECG监测的心肌缺血事件与将来冠状动脉事件和心脏性猝死的高发相关。与一些临床情况和ECG相比，AECG监测到的心肌缺血为一项独立的预测指标。与运动试验相比，AECG监测检出的缺血能够提供更多的预后信息。对冠心病患者进行危险分层或进行术前评估时，单独行运动试验检查或同时进行心肌显像仍然作为首选。对于不能完成运动试验的患者，AECG可以用于进一步评估。

AECG在冠心病治疗评估中起着重要的作用，随机临床研究结果提示，治疗后AECG提示心肌缺血改善可能与冠心病患者预后改善相关。

AECG对心肌缺血的监测有一定的局限性，除心肌缺血外，其他许多原因也可引起ST段的改变。这些原因包括过度通气、高血压、左心室肥厚、左心室功能不全、传导异常、体位改变、快速心律失常、预激综合征、交感神经系统异常、精神药物、抗心律失常药物、药物水平变化和电解质异常等。因此，AECG监测心肌缺血时必须预先排除这些情况的影响。另外，ST段压低和缺血事件的频率和持续时间存在每日间的差异，这使得AECG记录缺血并评价治疗疗效十分困难。因此需要通过延长AECG监测时间（48~72小时）和连续监测患者相似的情绪和体力活动。由于技术要求和诊断标准的复杂性，AECG监测心肌缺血必须在专门的试验室内进行，并且技术人员要经特殊的培训。

ST段压低是AECG监测缺血时常见的心电图改变，偶尔可以表现为一过性的ST段抬高（特别是变异型心绞痛患者和主干近端狭窄的患者），这种改变提示存在透壁心肌缺血。有时AECG监测也能发现T波方向和形态的变化，然而，目前没有证据表明这种改变对心肌缺血有特殊的提示意义。

AECG监测心肌缺血的适应证：①Ⅰ类，无。②Ⅱa类，怀疑变异型心绞痛患者。③Ⅱb类，评估无法运动的胸痛患者，无法运动的血管外科患者进行术前评估。已知冠状动脉粥样硬化性心脏病（CAD）和不典型胸痛综合征患者。④Ⅲ类，不能运动的胸痛患者进行初次评估，有症状患者进行常规筛查。

（九）儿科患者

1989年指南中没有儿科患者的内容。1999年指南认为，儿科患者应用AECG的目的是评估与心律失常相关的症状，对有或无心律失常症状的心血管疾病患者进行危险评估和对药物治疗或起搏器治疗进行评估。

AECG监测普遍用于对有或无心律失常的小儿心脏病患者进行定期评估。进行此项检查的基本目的是评估疾病的进程（如长QT综合征或肥厚型心肌病）、患儿的生长发育，是否需要调整药物剂量以及先天性心脏病患者外科手术后是否有迟发心律失常等。

应用AECG对以往进行过手术治疗的先天性心脏病患者进行定期评估，必须要考虑到缺陷的类型、心室功能和术后迟发心律失常的风险。尽管心律失常对于这些患者的临床意义尚有争议，但与心室功能不全相关的频发室性期前收缩确实提示患者远期猝死的风险较高；甚至在没有明显症状的情况下，在这些患者中发现复杂心律失常也提示需要进一步完善检查。

对患有肥厚型或扩张型心肌病、长QT综合征的年轻患者应定期监测AECG，因为这些疾病是进展性的，同时随着生长发育，需要对药物剂量进行调整。AECG 监测的主要作用是发现潜在的心律失常，对无症状患者的治疗进行再评估。

AECG 监测对 Q-T 间期临界延长的患者诊断长 QT 综合征的作用有限。AECG 可用于发现突发心律失常事件风险较高的无症状先天性完全房室传导阻滞患者，这些患者可以从预防性植入起搏器中获益。

儿科患者 AECG 监测的适应证：①Ⅰ类，发生晕厥、先兆晕厥或头晕的已知心脏疾病患者，以前证实为心律失常或为起搏器依赖者；其他方法不能确诊的与劳力相关的晕厥或先兆晕厥；评估肥厚型或扩张型心肌病患者；评估可能的或已证实的长 QT 综合征；先天性心脏病术后遗留明显血流动力学异常并发生心悸的患者；评估快速躯体发育期抗心律失常药物的效果；无症状的先天性完全房室传导阻滞。②Ⅱa类，无合理解释的和无明显的心脏病临床证据的晕厥、先兆晕厥或持续心悸；开始抗心律失常治疗后，特别是有显著致心律失常作用的药物治疗后评估心律；在与心脏手术或导管消融相关的一过性房室阻滞发生后评估心律；评估有症状患者的频率反应或生理起搏功能。③Ⅱb 类，评估先天性心脏病术后无症状的患者，特别是遗留明显血流动力学异常或术后迟发心律失常发生率较高的患者；评估以前发作过心动过速的小儿（<3 岁）以确定先前未知的心律失常是否复发；评估可疑持续房性心动过速患者；ECG 或运动试验可见复杂室性期前收缩的患者。④Ⅲ类，发生非心源性原因所致的晕厥、先兆晕厥或头晕；无心脏病临床证据的胸痛；为无症状的运动员进行常规筛查；无心脏病患者发生短暂心悸；无症状的预激综合征。

（十）对动态心电图医师的能力要求

2001 年 ACC/AHA 发表了有关心电图和动态心电图的临床能力的声明，这就是 ACC/AHA 对从事动态心电图工作的人员应具备的相关能力的一个指南。该指南再次确认连续动态心电图装置可提供包括心律失常、ST 段改变和心率变异性等多个心脏电活动的参数分析。当应用监测评估间断性症状的原因时，症状的频率决定了记录仪的类型。连续记录可用于评价频发的与心律失常相关的症状（至少每日 1 次）、晕厥或先兆晕厥及不能解释的心悸。相反，对于发生频率低的症状，间歇事件记录的效价比更高。在某些情况下，连续监测后继以间歇事件监测更有临床价值。对于接受抗心律失常药物治疗的患者，可用连续监测评价药物反应，记录房颤节律和排除药物的致心律失常作用。连续性动态监测适于对植入心脏起搏器或除颤器（ICD）患者的频繁心悸、晕厥或先兆晕厥进行评价，适于评估植入装置对心肌电活动的抑制、起搏器介导的心动过速和帮助优化生理性起搏。连续监测还适于评价潜在的起搏器或 ICD 工作不良和评价伴随的药物治疗效果。它还有利于评估无症状心肌缺血。这可能包括发现缺血和评价抗缺血药物的疗效。对于可以接受运动试验的患者首选动态心电图筛查有无潜在缺血或无症状心肌缺血是不理想的。

指南阐述了动态心电图诊断人员必备的知识。动态心电图是临床心电图学的一部分，因此对判断动态心电图能力的标准与心电图相同。然而动态心电图在检测技术和认识方面有特殊之处，需要额外的知识。这些知识包括：①动态心电图的适应证知识。②心律失常知识，正常人和心脏病患者心律失常的诊断和意义。③正确评价患者昼夜的心律变异性和自主神经对心律的影响。④运动、过度通气、传导异常、电解质紊乱、药物、饮食、体温、Valsalva 动作、缺血和与多种心脏疾病相关的短暂复极现象等所致心电图变化的知识。⑤关于心脏病药物和它们对心电图中传导和复极的影响，特别是致心律失常作用的知识。⑥关于对各种年龄段患者，动态心电图诊断的敏感性、特异性和正确性的认识，特别是 ST 段动态改变和 Bayer 理论的应用知识。⑦对缺血性 ST 段变化最大范围标准的认识。⑧动态心电图中心脏起搏器和 ICD 的捕获、感知或起搏失败的表现。⑨对动态心电图中 ICD 适当和不适当的抗心动过速起搏或除颤表现的认识。⑩对动态心电图连续或间断记录的利与弊的认识，和由于该装置固有的缺陷或信号处理的限制出现假阳性或假阴性结果的认识。⑪可以做全导心电图的动态心电图装置特点。⑫正确评价技术人员编辑动态心电图结果的能力，以及确定技术人员技术水平的能力。

因为在记录、分析和报告系统方面有所不同，该指南仅描述动态心电图共同的特征。重要的是做出判断的医师应理解用于动态心电图的设备和技术，熟悉本实验室应用的特定系统。然而医师能通读动态心电图是至关重要的。不管系统处理的方法如何，医师应了解该系统在心律失常的识别与分类和诊断心肌缺血方面潜在的假阳性和假阴性。

在动态心电图判断的技术方面，由于记录和分析程序固有的问题，动态心电图可能会产生一些错误信息。计算机错误识别和分析心律失常和 ST 段变化的主要因素是 24 小时记录过程中的数据噪声。计算机分析系统的许多错误的潜在来源非常复杂，动态心电图医师需要理解计算机在识别 QRS 波群和分类的计算方法，而且许多错误还与计算机分析结果的编辑有关。解释动态心电图的医生应具备评价所有错误中可能存在的技术因素的知识。因此，显示全导心电图的系统为临床医师首选，因为这样可以像阅读 12 导联心电图一样，标准 12 导联心电图在动态心电图的判断方面有额外的指导作用。

指南规定分析动态心电图的人员必须经过基本训练。分析动态心电图的能力取决于对标准 12 导联的理解程度。由于动态心电图装置的原因，多种因素会使评价心律失常或心肌缺血时出现假阳性或假阴性。除了上述要求的分析动态心电图的所需的相关知识外，还要熟悉产生这些假阳性或假阴性的原因。动态心电图识别心律失常和分类出现技术性假阳性或假阴性的原因有：①计算机对QRS识别和分类计算方法不恰当。②噪声干扰或导联基线漂移或伪差。③记录低电压。④记录器使用不同的磁带驱动器或存储不当。⑤QRS图形和电压的生理性变异。⑥对先前的磁带或记忆存储器消磁或记录清除不完全。⑦分析时医师对动态心电图作了不适当或不正确的判断。⑧动态心电图中不正确的时间标记。

动态心电图对心肌缺血的识别和解释出现假阳性或假阴性的原因：①ST段定位的变化。②过度通气。③突然的过度运动诱发的ST段改变。④血管调整性或Valsalva动作诱导的ST段改变。⑤心室内传导异常。

另外，分析动态心电图的医生还应具备关于伪差或短暂的生理性改变的知识。

重要的是接受训练的人员应在有经验医生的指导下阅读足够的动态心电图，这些图应包括干扰正确判断的大多数技术或生理现象。指南建议学习动态心电图分析的医师必须在动态心电图高年资医师指导下分析150份动态心电图。直接与操作动态心电图装置的医师交流能使初学者更好地理解在记录和分析中产生的伪差和错误。通过动态心电图专家周密设计的课程，并配合包括典型的记录和对这些记录分析的教学可以使年轻的医师尽快胜任对动态心电图的分析工作。

要维持分析动态心电图的能力，指南建议每年至少阅读25份动态心电图。

第三节　动态心电图系统的设备与基本技术指标

一、动态心电图系统

动态心电图系统由记录系统、回放分析系统和打印机组成。

（一）记录系统

记录系统由记录器和导联线组成。记录器有磁带式和固态式两种，固态式又分为固态记录器和闪存卡记录器；磁带式记录器现已淘汰。目前动态心电图的导联从二通道、三通道已发展到12导联、18导联系统。12导联、18导联有助于确定室性期前收缩和室性心动过速的好发部位、旁路定位以及对心肌缺血的相对定位，但通过美国心脏协会数据库和麻省理工学院数据库以及这些年的临床实践证明，12导联系统的Holter并没能取代三通道的系统，只是两种记录方式和系统各有侧重，在临床应用上可以互补。

（二）动态心电图的回放分析系统

记录器采集数据后首先把记录的心电数据传送到计算机中，主机采用性能良好的计算机或心电工作站，其硬件设施能支持动态心电图分析软件的运行，以 16~19 英寸高分辨率的彩色显示器显示心电信号及有关分析、数据、图表(直方图、趋势图等)，采用鼠标或键盘输入参数和指令，进行动态心电图分析和编辑，最后打印出一份完整的动态心电图报告。在计算机进行分析过程中，首先要进行 QRS 波群的检出，然后对逐个心搏的性质进行分析，目前已有公司开发出可进行 P 波、P-R 间期分析的软件。动态心电图的内容包括 24 小时或 48 小时的心律失常分析、ST 段偏移的检测和分析、起搏心电图的分析（有些机器还设有专门的起搏通道)、心室晚电位、T 波电交替、窦性心律震荡、睡眠呼吸暂停综合征等。随着电子学、计算机技术的飞速发展，动态心电图的硬件和软件也日新月异地发展，但目前动态心电图的自动分析系统尚不能达到满意的准确度，而且不可避免地存在着干扰伪差，在分析的过程中进行人工干预是必不可少的。

二、记录器影响心电图波形质量的关键技术指标

动态心电图的专业人员应该了解记录器影响心电图波形质量的关键指标，即频率响应、采样频率和分辨率。

（一）记录器频率响应对心电图波形的影响

频率响应是电子学领域中用来衡量线性电子学系统性能的主要指标。目前多数记录器的频率响应范围是 0.5~60Hz，低频下限频率过高时，会使动态心电图波形的 ST 段产生失真；高频上限不够高时，对动态心电图波形的影响表现为 Q 波、R 波和 S 波的波幅变低，形状变得圆滑，R 波的切迹和 δ 波可能消失。

（二）采样频率对心电图波形的影响

采样频率是指记录器每秒钟采集心电信号电压的点数。采样频率越高，心电图波形的失真就越小，所采集的数据就会更加精确地表示连续的心电图波形；当采集率过低时，Q 波、R 波、S 波的波幅都会减小，波形圆钝，心电图上将会丢失部分有意义的信息，应用适当的采样频率是必要的。目前，多数记录器的采样频率为 128 Hz 或 256 Hz，但对于上限频率达 100 Hz 的系统来说，合适的采样频率应达到 250 Hz，对于起搏信号和 ICD 信号的记录器其采样频率应达到 4 000 Hz,但目前有起搏通道的记录器，起搏通道采样频率仅达 1 000 Hz，但基本上也能达到记录起搏脉冲信号并检测到起搏器的实际工作状况了。

（三）分辨率

分辨率是指运算采样数据并进行模-数转换采集信号的能力，用数码的二进

制位数表示，最小分辨率为 8 bit，然后为 10 bit、12 bit、14 bit、16 bit 等，32 bit时可达到计算机运算水平。分辨率可决定 QRS 复合波振幅测量的准确性。

记录器的频率响应、采样率和分辨率应该是一个和谐的统一，如果采用较低的分辨率，则会使 QRS 复合波振幅精确性减低；如果追求过高的采样率，会使记录的数据量成倍增加，为数据的下载和存储带来较大的负担，并影响分析效率。

第四节　如何防止动态心电图的干扰与伪差

一、干扰与伪差对动态心电图的影响与危害

动态心电图心电信息采集记录的质量可直接影响到分析结果，并关系到临床对患者的诊断与治疗，因伪差过大可使计数大量丢失，更严重的是部分伪差酷似房颤、室性心动过速、窦性停搏，尤其在起搏器心电图中的干扰伪差，有时真假难辨，给诊断带来较大的困扰，如鉴别不当时可导致误诊，给患者造成不必要的紧张和“麻烦”。而且因为干扰伪差大，在编辑分析中需花费大量的时间来处理，修正软件识别的错误，费时费力，造成操作者用眼疲劳，并严重的影响工作效率。

二、造成干扰伪差的因素

（一）仪器设备抗干扰的指标是否达标

心电图机的仪器设备标准是 2003 年制定的国际标准 IEC 60601-2-51，标准中的主要项目有：抗基线漂移（输入 60 mV/s 的脉冲后位移不超过 20 μV），最小位（bit）的分辨率<5 μV，采样率 500 samp/(sch)，频率响应范围为 0.05~150 Hz，提供高质量的模数（A/D）转换技术，信噪比（即分辨率、共模抑制比）≥89 dB，低噪声电平<15 μVpp，抗肌电干扰（EGM 25~45 Hz，-3 dB)时间常数≥3.2秒，抗交流电干扰（50/60 Hz，-20 dB）等。

动态心电图仪用直流电池供电，检测中体位、活动量、情绪等均不稳定，所以与普通心电图机的标准有一定区别，但目前临床应用中的产品的相应指标基本都高于心电图机的标准，仪器设备抗干扰性能基本达到要求。

（二）电极片质量是否达标

动态心电图使用的电极片必须是高质量的，通常使用的是一次性的纽扣式电极，其结构是将银-氯化银传感器固定在无纺布或泡沫背衬上，是一种较为理想的体表心电信号检测电极，因具有使用方便、不必消毒、可以避免交叉感染

等优点而被广泛使用。使用时，电极片和皮肤之间有一薄层粘贴固态胶配方的导电膏海绵，有利于传递心电信号，从而有效地保证了电极片与皮肤接触良好，也有利于极化电压的减小。

国家食品药品监督管理局发布的 YY/T 0196—2005 主要技术性能指标：①交流阻抗≤2 000 Ω。②直流失调电压为≤100 mV。③内部噪声为≤150 μV。④模拟除颤恢复性能为 5 秒时电压为≤100 mV，每 10 秒电压平均变化率为≤±1 mV/s，除颤后交流阻抗为≤3 000 Ω。⑤偏置电流耐受度为≤100 mV。

（三）电极导线

电极导线绝缘层老化，部分断裂都会导致接触不良，影响心电图图形。

（四）皮肤处理

皮肤处理不当会造成干扰和基线漂移。皮肤处理时，要先用酒精纱条擦拭拟贴电极片的部位，再用砂纸轻微打磨两下，使砂纸表面在皮肤角化层的表面刻画出多条致密小槽，导电液能更快更好地渗入角化层，阻抗很快下降，使偏移电压趋向稳定（偏移电压的起伏与心电信号叠加可导致基线漂移和伪差）。

（五）电极片粘贴位置也是重要环节

具体标准部位的选择要点是：①在锁骨及胸骨处的部位选择突出或平坦的位置。②锁骨中线和腋前线的胸前导联的点位选择肋缘上，因为电极片如贴于凹陷处或肋间，动态心电图检测中因活动、过度换气等动作会造成电极片的氯化银与肌肤吻合不良，造成肌线漂移或图形失真。

（六）导线固定

导线纽扣扣在电极片上后需用胶布固定，以免脱扣，松乱的导线必须用绷带集中束缚，环腰系牢，以免做动作或体位变动时使导线随意牵动电极片的纽扣造成干扰伪差。

（七）防止静电并远离磁场

要求患者穿着棉织品内衣，以免产生静电，避免到强磁场处。

总之，动态心电图记录仪在患者佩戴一昼夜中避免不了日常活动、体位变动、过度换气等因素的影响，只有重视并防止各种造成干扰伪差的环节才能给临床提供出一份高质量的、准确无误的动态心电图诊断报告。

第五节　动态心电图的编辑

动态心电图心电活动在一昼夜的长时间连续采集中，难免存在着干扰和伪差，计算机分析软件还达不到完全准确无误，这就需要操作人员将数据对照图形认真核实、修改、补充和编辑，最后再打印出图文并茂的报告。

一、回放编辑中须注意的事项

1. 完成一份高质量的动态心电图报告，回放分析是关键，一定要细心、耐心的分析，认真鉴别、修改、确认和编辑。

2. 报告摘要和分页报告必须与其他各项表格（直方图、趋势图）内容、数据保持一致。

3. 心电图的采集留图要确保图形质量，采集的条图尽可能避开干扰伪差，这直接关系到动态心电图的最后诊断与评估。

二、编辑和留图时注意事项

1. 分析编辑时，对 P 波形态发生改变要留下变化过程，以鉴别是起搏点的改变还是自律性不稳定所致，注意排除呼吸与体位的影响。

2. P-R 间期的变化，要尽可能捕捉到缩短和延长的过程，给临床提供诊断的信息。例如，旁路、房室结双径路或是迷走张力所致。

3. 监测中如有长间歇，可将“Pauses”的默认值调至长间歇中的最短值（通常默认值为 2 秒），这样就可以将监测中的长间歇数目较完整的筛出记录，并留出最长 RR 间期的心电图条图。

4. 监测中如有房性或室性快速心律失常，要将发作前和终止时的心电图完整描记。例如，阵发房扑或房颤发作前心率的快慢，期前收缩是否增多，终止时的窦房结恢复时间等。

5. 阵发性或短阵的心动过速（包括心房扑动、心房颤动），要将其发生最长一阵起始和终止的心电图提供给临床医师。

6. 监测中 ST 段发生压低或抬高时，尽可能捕捉到改变的过程和程度最重的图形。

7. 在书写报告时要诊断的各类心律失常或不正常的现象，在留图中必须要提供证据。

8. 监测中无论 ST-T 有无改变，均应留一份 ST 段趋势图。如监测中有期前收缩，应留一份直方图，以便更直观地观察期前收缩的分布。

9. 患者日记所述有症状时的心电图无论正常与否，应提供实时条图。

10. 监测中的最快心率和最慢心率均要留图。

第六节 动态心电图报告书写

根据编辑后打印的“报告摘要”和“分页报告”中提供的每小时数据，并结合采集的条图，为临床医师提供一份完整的动态心电图报告，报告的书写分三部分。

一、概括监测中的各类明细数据

简述监测全程的总时间和一昼夜的总心跳数，以及最快心率、最慢心率和平均心率及发生的具体时间。概括监测中检测到的各类心律失常的数据及发生时间。

二、动态心电图诊断及评估结果

动态心电图诊断需简明扼要，必须使用心电图诊断的名词术语，并按以下顺序规范书写：①基本心律类别，如窦性心律或异位心律、起搏心律或自身心律等。②与窦房结和房室相关的阻滞及各类停搏，如窦房传导阻滞、房室阻滞、窦性停搏。③期前收缩类，从心脏高位往下排列，如房性期前收缩、交界性期前收缩、室性期前收缩。④逸搏类，同期前收缩，由高位向下排列。⑤其他，如心室预激、束支阻滞、室内阻滞。⑥ST-T 改变。

三、动态心电图报告的补充说明

报告的补充说明是动态心电图报告书写的重要组成部分，凡不属于心电图诊断名词术语，但又需要对临床进行提示及详细说明的内容，均可在补充说明中书写。尤其是诊断较困惑的状况下，可不明确诊断但在补充说明中对心电现象给予描述，通常需要补充的具体内容如下：①患者有症状时的心电图表现需要详细描述。②监测中的心率最快<90 次/分，最慢<40 次/分，总平均心率<55 次/分或>90 次/分（有器质性心脏病患者平均心率>85 次/分），均应向临床提示。③ST 段压低、抬高的形态描述，以及与心率增快和症状有无相关性。尤其是一过性的 ST-T 改变需详细描述形态、程度和持续时间。④报告摘要中“Pauses”的性质类别和最长 RR 间期及发生的具体时间，例如，“Pauses”指>1.8秒的长 RR 间期，最长 2.8 秒，发生在上午 2 时 26 分，系阵发心房扑动终止时的窦房结恢复时间。⑤报告摘要中心动过缓的性质和最缓心率及发生的具体时间，例如，心动过缓系二度房室阻滞心室脱漏呈2 ∶ 1下传所致，最缓心室率 35 次/分，发生在次日上午 3 时 23 分。⑥起搏器心电图报告在补充说明中应写明起搏器的工作方式。

另外，报告书写的诊断名词和补充说明中，动态心电图检测比常规心电图容易捕捉到心律失常的演变过程，而且在一昼夜中常会出现多类心律失常，所以在结论评定时的一些诊断名词和附加说明的用语需加以规范。

在期前收缩性的心动过速时，以持续30秒为界，可分为“短阵”与“阵发性”，如是阵发性的，在报告结论的补充说明中需将最长一阵的起始与终止时间及持续时间进行描述。

逸搏心律（指异位自主心律）可根据其自主心律的特征、频率范围写出交界性（或室性）逸搏心律；如超出各自主心律的频率范围，可写为“加速性交界性心律或加速性室性心律”。

与频率无相关性的传导阻滞和心室预激等，如不是持续性的，而是不规律地出现，可写为间歇性，如间歇性束支阻滞、间歇性心室预激、间歇性心房感知不良等。

第七节　动态心电图新技术及临床应用

一、心率变异性

（一）概述

心率变异性（heart rate variability，HRV）分析是对窦性心律不齐的程度的定量分析，它是反映交感与迷走神经张力及其平衡的重要指标。近年来，HRV检测已作为一个反映自主神经对心脏调控的无创性指标，也是能定量分析自主神经功能的最佳方法。越来越广泛地应用于临床疾病，特别是心血管疾病的研究。HRV分析方法目前有时域分析、频域分析、非线性分析三种。频域分析常用于分析单一神经成分损伤的特异性和进一步区分心脏交感与迷走神经的张力及其平衡性。从理论上讲，HRV可用于任何与自主神经活动有关的疾患。临床研究证实，HRV对心脏性猝死是一个独立预测指标，而且也在高血压病、心力衰竭、心肌病、糖尿病、妊娠高血压综合征及心脏移植等方面被广泛应用。新近临床研究则显示，HRV分析对急性心肌梗死及急性心肌梗死后经皮冠状动脉腔内成形术（PTCA）、射频导管消融术（RFCA）后和β受体阻滞剂的临床应用亦有预测价值。HRV分析作为一种能定量、无创性、可重复应用的心血管自主神经测定的手段，在心血管疾病应用中具有重要的临床意义。

（二）检测方法

HRV检测实际上是心动周期变异的检测，各项HRV指标的测量都建立在NN间期（窦性心律的RR间期）测量的基础上，从方法学上可分为时域分析法、频域分析法及混沌分析法。

1. 时域分析法　目前常用的方法是通过动态心电图分析系统对连续记录24小时的正常窦性心搏，按时间或心搏顺序排列的RR间期的数据，进行数理统计学分析的方法进行处理。

时域分析法以RR间期的变异为基础，可用标准差、方差、极差、变异系数等来表达。常用指标：①SDNN,所有窦性RR间期的标准差。②SDNN Index，每5分钟窦性RR间期标准差的均值。③SDANN，每5分钟窦性RR间期均值的标准差。④RMSSD，所有邻近窦性RR间期长度差异平方均值的平方根。⑤PNN50，50毫秒间隔以上临近周期的百分比。

2. 频域分析法　对心率变异的速度和幅度进行心率功率谱的分析，亦称心率能谱分析。

频域分析法则是把心率变化信号分解为不同的频率成分并将其相对强度定量为功率，提供了各种频率成分的功率谱测定。常用指标有：①高频带（HF，0.15~0.40 Hz），有迷走神经介导，主要代表呼吸变异。②低频带（LF，0.04~0.15 Hz）受交感神经和副交感神经共同影响。③极低频带（VLF，0.01~0.04 Hz），可作为交感神经活动的指标。④超低频带（ULF），生理意义不明。⑤总频谱（TP），是信号总的变异性，代表HF、VLF、ULF的总和。⑥LF/HF，代表交感—迷走神经张力的平衡状态。HRV的时域和频域测量是相关的，HF与RMSSD、PNN50相关，LF、VLF与SDNN Index相关，ULF与SDNN、SDANN明显相关。

3. 混沌分析法　对RR间期的变化进行非线性分析，主要采用Poincare散点图（Lorenz散点图）进行定性和定量分析，正常人96%呈彗星状。

（三）推荐使用的图解法指标及其定义

1. 三角指数　NN间期的总个数除以NN间期直方图的高度（在计算NN间期直方图时，横坐标的时间单位为1/128秒，相当于7.812 5毫秒）。

2. TINN　使用最小方差法，求出全部NN间期的直方图近似三角形底边的宽度，单位为毫秒。

以上指标中，SDNN和三角指数适用于对24小时长程的HRV总体分析；SDANN反映HRV中慢变化成分（相当于频域分析中的ULF）；RMSSD反映HRV中快变化成分（相当于频域分析中的HF）。

（四）时域指标分析的注意事项

1. HRV时域分析以长时程24小时为宜；特别对急性心肌梗死的预后判断，不宜取任意时间段分析。如有特殊需要，如观察药物反应或心律失常发作前后变化，则可根据需要取不同时段。计算图解法指标，采样时间不得少于20分钟。

2. 各项指标不能相互取代，如 SDNN 与 SDANN 或 RMSSD 的变化代表不同的意义，不能交叉比较，还应该区分所用的指标是直接测定 RR 间期，还是测定 RR 间期的差值，各自所得的结果也不能直接比较。

3. HRV 三角指数的计算结果与时间单位（bins）直接相关。目前国际通用的时间单位为 1/128 秒（7.812 5 毫秒）。如果时间单位不同，即使同一份资料其计算出来的三角指数也不相同，为此不同采样间隔的三角指数不能进行比较。

4. 任何情况下，任何指标，不同时程的 HRV 分析结果不能直接比较。

（五）频域分析的注意事项

1. 对于长时程和短时程分析应严格区分，根据研究内容正确选择使用长时程或短时程分析，两者不能相互取代，两者所得结果不能比较。

2. 短时程分析采样过程中最好避免有期前收缩、漏搏等情况，如不可避免时，应在软件设计中设置自动判别并可选择性插入或消除某一搏动的功能。

3. 采用快速傅里叶变膜（FFT）方法除应提供频谱曲线及各频段的具体数据外，应说明所分析的样本数及所采用的平滑窗函数（目前较多用者为 Hann、Hamming 及 triangular 等）。采用 AR 法则应标以所使用的数学模型、计算时使用的数据个数、LF 和 HF 等的中心频率以及相应的测试要求。

（六）正常参考值

由于尚未进行大样本正常人群的 HRV 分析，同时由于全国各地区医院采用的仪器性能和分析软件均无统一标准，无法进行多中心协作研究。为此，目前不可能提供有权威性的正常值。以下为欧美 HRV 专家委员会于 1996 年所提供的一组正常参考值（表 3-1、表 3-2）。

表 3-1　24 小时时域分析正常参考值

参数	单位	正常范围（x±s）
SDNN	毫秒	141±39 （<100 毫秒为中度降低，<50 毫秒为明显降低）
SDANN	毫秒	127±35
RMSSD	毫秒	27±12
三角指数		37±15（采样间隔 1/128 s） （<20 为中度降低，<15 为明显降低）

表 3-2 频域分析正常参考值

参数	单位	正常范围（x±s）
TP	ms^2	3 466±1 018
LF	ms^2	1 170±416
HF	ms^2	975±203
LFnorm	nU	54±4
HFnorm	nU	29±3
LF/HF		1.5~2.0

1996 年欧洲心脏病学会（ESC）和北美起搏和电生理学会（NASPE）专题委员会提出正常参考值，推荐 24 小时 HRV 检测采用时域分析指标，5 分钟静息 HRV 分析采用频域分析指标。

（七）临床意义

HRV 降低为交感神经张力增高，可降低室颤阈，属不利因素；HRV 升高为副交感神经张力增高，提高室颤阈，属保护因素。大多数人认为，SDNN、SDANN、SDNN Index 等时域指标<50 毫秒，为 HRV 显著减低，病死率大大增高。在频域分析指标中，HF 主要反映迷走神经张力变化；LF 主要反映交感神经张力变化，与外周血管温度调节、肾素-血管紧张素系统活动和心脏泵血功能等多种因素有关；LF/HF 则可以评估心脏交感神经和迷走神经活动均衡性。

二、窦性心律震荡检测

（一）临床应用

窦性心律震荡检测技术是一种无创性的评价患者自主神经功能及其稳定性的有效方法，是对心肌梗死、心力衰竭、扩张型心肌病等猝死高危患者的预测指标。

（二）窦性心律震荡的检测方法

正常人和心肌梗死后猝死低危患者，通常在一次室性期前收缩后，窦性心律是先加速，然后逐渐减速，这种双向涨落式的变化称为窦性心律震荡现象；如室性期前收缩后窦性心律震荡现象较弱或消失，则见于心肌梗死后猝死的高危人群。此现象可用以下公式作定量的计算与分析。

1. 窦性心律震荡初始（TO） 计算公式中用室性期前收缩代偿间期后的前两个窦性心搏的 RR 间期的均值，减去室性期前收缩联律间期前的两个窦性心搏的 RR 间期的均值，两者之差再除以后者，所得结果称为 TO，计算公式如下：

目的：检出室性期前收缩后是否有 A 相（先快）。

$$TO=\frac{(RR_1+RR_2)-(RR_{-1}+RR_{-2})}{(RR_{-1}+RR_{-2})}\times 100\%$$

结果：一次 PVC 可有相应的 TO 值，多次 PVC 可有相应的 TO 均值。

判定：TO<0 正常（表示 PVC 后有先快现象）。

TO≥0 异常（表示 PVC 后无先快现象）。

2. 震荡斜率（TS）

目的：检出室性期前收缩后是否有 B 相（后慢）。

计算：室性期前收缩后的 20 个窦性心律中任何 5 个 RR 间期在回归线上的最大正斜率（单位：毫秒/RR 间期）。

结果：（1）>2.5 毫秒/RR 间期：正常。

≤2.5 毫秒/RR 间期：异常。

（2）一次 PVC 可有相应的 TS 值，多次 PVC 可有相应的 TS 均值。

判定：TS>2.5 毫秒/RR 间期正常（表示 PVC 后有后慢现象）。

TO≤2.5 毫秒/RR 间期异常（表示 PVC 后无后慢现象）。

图 3-5 图中纵坐标为 RR 间期（毫秒），横坐标为心搏序号，以室性期前收缩为 0 序号，其前的心搏依次为-1，-2，-3…；其后的心搏依次为 1，2，3，…；利用 TO 可计算出室性期前收缩后的窦性心律和其前的平均窦性心律之差的百分数，计算方法为：$TO=100\%\times[(R_3R_2+R_2R_1)-(R_{-3}R_{-2}+R_{-2}R_{-1})]/(R_{-3}R_{-2}+R_{-2}R_{-1})$。TS 是 RR 间期改变的最大斜率，计算方法为：从 1~5 号心搏，2~6 号心搏，直到 8~12 号心搏（即 R_1R_5，R_2R_6，…，R_8R_{12}），每 5 次心搏做一次直线回归，计算出每条直线的斜率，其中正值最大斜率即为 TS。正常参考值：TO<0；TS>2.5。

RT 检测结果分级：

（1）TO<0、TS>2.5 毫秒/RR 间期，正常。

（2）TO<0、TS≤2.5 毫秒/RR 间期，或 TO≥0、TS>2.5 毫秒/RR 间期异常。

（3）TO≥0、TS≤2.5 毫秒/RR 间期，明显异常。

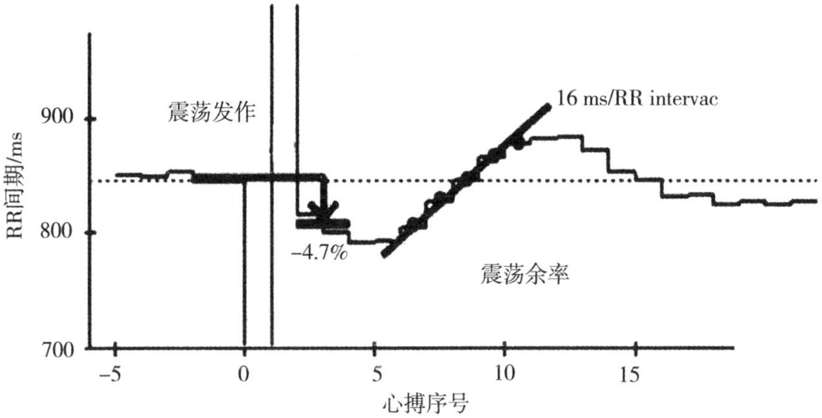

图 3-5 窦性心律震荡检测

三、T 波电交替

研究中一些学者发现 T 波电交替与猝死有相关性。最初的研究是直接观察体表心电图上的 T 波电交替，其交替幅度为毫伏（mV），因为 T 波电交替非常微小，许多 T 波电交替不能在常规心电图上显示出来，因而极大地限制了 T 波电交替的深入研究。1981 年开始出现一系列关于微伏级 T 波电交替的文献报道，有关微伏级 T 波电交替的研究倍受欧美及亚洲一些国家的医院及医疗中心的关注。1988 年有学者报告应用频谱分析方法检测微伏级水平的 T 波电交替，具有很高的敏感性和可靠性。有关 T 波电交替的研究不断深入，临床上目前更常采用的是幅度为微伏（μV）的交替，又称为微伏级 T 波电交替。随着先进的减噪技术的发展，原来在运动试验中应用的 T 波电交替也已能在动态心电图中应用，于 2002 年开始，有学者将微伏级 T 波电交替的检测应用到普通的动态心电图，并达到较高的敏感性和特异性。在日本以及许多欧美国家的医院和医疗中心已广泛开展 T 波电交替的检测和临床研究，T 波电交替已逐渐发展成为一种评定恶性室性心律失常及猝死危险性分层的有价值的无创技术。

（一）T 波电交替的临床意义

T 波电交替是一种电学交替，是指在窦性心律规整时，心电图 T 波的振幅、形态和极向出现逐搏交替变化的现象。T 波电交替是由多种原因引起的，反映心肌电活动不稳定。T 波电交替常见于急性心肌缺血（急性心肌梗死、变异型心绞痛）、QT 间期延长综合征、心力衰竭以及严重电解质紊乱的患者。具有发生恶性室性心律失常及猝死的高危患者，进行 T 波电交替检测对猝死的一级预防和二级预防、降低心脏性猝死率均具有重要的临床意义。T 波电交替对心肌缺血所致的恶性心律失常可以进行危险分层，筛选出具有猝死高度危险性的患者进行干预性治疗和监控，对非缺血性心肌病和植入 ICD 治疗的患者均具有重要临床意义。

（二）影响 T 波电交替不准确结果的主要因素

1. 心率　Tanno 等研究表明，T 波电交替的发生与心率呈线性关系，随着心率的增加，T 波电交替发生的阳性率也增加，但在心率较快时发生的 T 波电交替会出现假阳性。在较低危人群当中检测 T 波电交替，需要增加心率来提高检出的阳性率，应用运动平板试验检查 T 波电交替时，要求心率在 90~110 次/分左右为宜。在心肌梗死、心肌病和心力衰竭的患者，因其出现 T 波电交替的阈值下降，即使心率在正常范围，T 波电交替也会经常发生。对于器质性心脏病或有过持续性室性心律失常病史的患者，在比较慢的心率时也能检出有临床意义的 T 波电交替。

2. 异位心搏　检测 T 波电交替要求排除所有的异位心搏，如果没有排除异位心搏（如房性期前收缩和室性期前收缩等），将影响 T 波电交替的检测结果，假阳性率会增加。应用时域方法检测 T 波电交替时，分析程序会自动去除期前收缩及其后边相邻的心搏，保证 T 波电交替检测结果的准确性。

3. 噪声和干扰　呼吸和运动试验的踏板均可以形成干扰而影响 T 波电交替的检测；皮肤处理不好，电极和皮肤接触不良以及导线老化、断裂等均可以产生高频噪声影响 T 波电交替的检测结果。为了保证检测结果的准确性，往往需要高质量的电极、精确的抗干扰算法以及准确的抗基线漂移处理。

（三）引起 T 波电交替的机制

1. 缺血时 T 波电交替是由逐搏发生的震荡电流或 2 相折返所致。

2. 在再灌注时引起的 T 波电交替，是早期后除极伴 2 ∶ 1 传出阻滞所致。

3. 心外膜层心肌动作电位 2 相折返是急性心肌缺血时 ST 段抬高及 T 波电交替的主要原因。

4. T 波电交替的离子基础目前有各种不同的观点。细胞内钙水平、胞浆钾、Na^+/K^+交换的逐搏变化，其中从肌浆网释放入胞内的 Ca^{2+}可能在 T 波电交替的产生中起主要作用，Ca^{2+}水平的逐搏变化调节着心脏的复极化电流产生 T 波电交替，钙通道阻滞剂如维拉帕米、地尔硫䓬，可抑制 T 波电交替的发生。由低血钙、低血镁引起的 T 波电交替，经静脉补充钙、镁后 T 波电交替可消失。

5. 自主神经系统是参与 T 波电交替发生的重要因素，一些学者认为支配心脏的交感神经活性的不平衡是引起 T 波电交替的原因。

（四）微伏 T 波电交替的检测与诊断标准

微伏 T 波电交替的检测分为频域法和时域法。相关性对照研究表明两者具有完全等效性。

1. 频域法检测微伏 T 波电交替　此种方法可用活动平板或踏车作为提高患者心率的手段，采用模拟常规 12 导联或 Frank 导联系统，连续记录 128 个窦性心律，以每两个心跳为一个周期，在 QRS 波群后的同一时间段内测量 T 波振幅；将心电图上 ST－T 波形的变化转变成能量谱，应用快速傅里叶变换（fast Fourier transform，FFT）进行数据处理，借助现代计算机技术发展而成频谱-时间标测技术，交替波的频带与噪声的频带范围不重叠，将交替波分解成频率图后较易滤除噪声，提取电交替信号，且应用正交导联系统记录减少肌电干扰及基线漂移的干扰。

下列情况可诊断频域法微伏级 T 波电交替阳性：①发作心率≤110 次/分时，存在持续性电交替。②休息时有持续性电交替，即使此时的发作心率>110 次/分。③静息时交替电压≥1.0 μV，交替比>3。④运动后交替电压≥1.9 μV，交替比>3 μV。

T 波电交替阳性预测室性心动过速（室颤）的敏感性为 88.2%～92%、特异性为 90%～91.2%。

2. 时域法检测微伏 T 波电交替　这种方法既可以采用动态心电图分析系统检测，也可以采用运动平板分析系统检测。首先，选取一段连续的心搏，应用特殊算法（cubic spline）纠正基线漂移。通过低通滤波的方式去除高频信号（>40 Hz）的干扰，自动检测并排除受到干扰的心搏，然后将处理后的心电图波形依次标记为 A_1B_1，A_2B_2，A_3B_3，…，A_nB_n，分别对 A_1，A_2，A_3，…，A_n 的波形依次进行渐量中值修正，计算出 A_n 波形的中位数，用同样的方法分别对 B_1，B_2，B_3，…，B_n 的波形依次进行渐量中值修正，计算出 B_n 波形的中位数。时域检测方法的移动平均修正技术（MMA）分析过程。a 表示连续测量 8、16、32 或 64 个心搏，并标记为 A_1，B_1，A_2，B_2，A_3，B_3，…，A_n，B_n；b 表示对分析的心搏应用特殊算法修正基线漂移，去除噪声和干扰心搏；c 表示对 A_1，A_2，A_3，…，A_n 和 B_1，B_2，B_3，…，B_n 的波形依次进行渐量中值修正，并计算出 A_n 和 B_n 波形的中位数；d 表示将 A_n 和 B_n 组的中位数波形叠加，两组 T 波的振幅的差值得平均值即为 T 波电交替值，再应用特殊算法分别对 A 组和 B 组的中位数波形的基线再一次修正，然后选择 T 波终点至 P 波起点为噪声测量区，QRS 波终点至 T 波终点为电交替测量区，在两个测量区比较 A_1，A_2，A_3，…，A_n 波形和 B_1，B_2，B_3，…，B_n 波形的中位数，其最大差值的平均值分别为噪声值和电交替值。为了减小高频噪声对电交替值的影响，需要通过非线性滤波的方法去除高频噪声，以 20 毫秒为窗宽，从 QRS 波终点开始同时扫描 A_1，A_2，A_3，…，A_n 组和 B_1，B_2，B_3，…，B_n组的中位数波形，其最小差值保存于每个窗宽中，直到 T 波终点扫描结束，保存在窗宽中的最大值即为滤波后的电交替值。

时域方法检测 T 波电交替的阳性参考值为频域测量方法的阳性参考值的 4 倍，即 T 波电交替>7.6 μV，信噪比≥3，持续 1 分钟以上。有研究表明，频域法和时域法检测 T 波电交替的结果相关性很好。

四、动态心电图在睡眠呼吸暂停综合征诊断中的应用

睡眠呼吸暂停综合征（sleep apnea syndrome，SAS）是临床上常见的一种以睡眠过程中与睡眠相关的呼吸调节和上呼吸道开放调节失常的病理生理改变，以反复呼吸暂停、严重打鼾、白天嗜睡为特征的睡眠呼吸障碍性疾患，是心脑血管病的独立危险因素。睡眠时反复发生的部分和完全性呼吸中断，并伴有 4%的血氧饱和度下降为特征，可引起频繁低氧和二氧化碳尿潴留，导致神经调节功能失调、内分泌紊乱及血流动力学改变，造成多系统多器官损害，甚至与夜间猝死有密切关系。如果早期认识和给予有效治疗，可明显改善心血管功能及其他系统功能。

（一）定义、分型及严重程度分级

1. 定义　睡眠呼吸暂停综合征指睡眠期间鼻和口腔气流均停止 10 秒以上。低通气指呼吸气流降低超过基础气流强度的 50%，并伴有至少 4%氧饱和度下降。睡眠呼吸暂停低通气综合征定义为 7 小时睡眠过程中呼吸暂停及低通气反复发作 30 次以上，或睡眠呼吸紊乱指数（即平均每小时睡眠发生呼吸暂停加上低通气的总次数）≥5 次。

2. 分型　睡眠呼吸暂停综合征分为中枢性、阻塞性和混合性三种。

（1）中枢性睡眠呼吸暂停综合征（CSAS）：指呼吸气流与胸腹呼吸运动同时消失，主要发生于心力衰竭患者。

（2）阻塞性睡眠呼吸暂停综合征（OSAS）：指呼吸气流消失，但胸腹呼吸运动仍存在，可常伴有高血压、冠状动脉硬化、卒中和房颤等。此型患者最为常见，约占 90%以上，而且部分患者同时伴有中枢神经系统功能紊乱。

（3）混合性睡眠呼吸暂停综合征（MSAS）：指一次呼吸暂停过程中，开始时出现中枢性呼吸暂停，随即出现阻塞性呼吸暂停。

3. 睡眠呼吸暂停综合征严重程度分级　《阻塞性睡眠呼吸暂停综合征诊治指南（草案）》及中华医学会呼吸病学分会睡眠呼吸疾病学组将睡眠呼吸暂停综合征的严重程度分级如下：

指标：平均每小时呼吸暂停及低通气的次数（AHI）；血氧饱和度。AHI ≥5。

轻度：5≤AHI≤20（最低血氧饱合度：85%~89%）。

中度：21≤AHI≤40（最低血氧饱合度：80%~84%）。

重度：AHI>40（最低血氧饱合度<80%）。

（二）诊断标准

低通气即气流下降≥50%，血氧饱合度≥4%。

呼吸气流下降≥50%，血氧饱合度≥3%。

呼吸气流下降≥30%，血氧饱合度≥4%。

上述情况持续>10 秒。

1. 呼吸暂停综合征（阻塞性、中枢性）

（1）经多导睡眠图监测提示每夜 7 小时睡眠呼吸暂停及低通气反复发作在 30 次以上，或呼吸暂停低通气指数≥5 次/时。

（2）临床有典型的夜间睡眠打鼾及呼吸不规律，而白天过度嗜睡。

注意：睡眠呼吸暂停低通气指数的高低，与临床呼吸暂停综合征症状和严重程度相关性较差，虽然 AHI<5，血氧饱和度无明显下降，但临床嗜睡症状可较明显；另外，一些老人，虽然 AHI<5，但临床上可无症状。

2. 动态心电图在睡眠呼吸暂停综合征的应用及诊断标准　动态心电图在睡眠呼吸暂停综合征的应用主要采用两种方法，一种是应用心电图推导的呼吸曲线（EDR）；另一种是应用心率变异性指标对睡眠呼吸暂停进行定性诊断。

（1）应用心电图推导的呼吸曲线（EDR）对阻塞性睡眠呼吸暂停定量初筛：此种方法比较直观，主要根据呼吸曲线的趋势图找出异常部分，然后逐段分析呼吸暂停及低通气反复发作在 10 秒以上记为一次事件，可直接根据睡眠呼吸暂停的持续时间和次数进行定量诊断，诊断标准采用国际通用的呼吸暂停低通气指数标准，即 7 小时睡眠过程中呼吸暂停及低通气反复发作在 30 次以上，或呼吸暂停低通气指数≥5 次/时。

（2）应用心率变异性指标对睡眠呼吸暂停定性初筛：心脏电活动周期由中枢和周围神经有节律地进行调节。心率主要由自主神经系统调节，接受交感和副交感神经的双重支配。心率变异性（HRV）是两者拮抗作用的结果。20 世纪 60 年代人们开始用频谱方法研究 HRV，一般认为迷走神经活动产生了 HRV 的高频分量；而低频分量，有人认为是交感神经调节的结果。总之，人们认为在反映自主神经对心脏活动的调节及评价自主神经功能方面，HRV 比较其他生理参数有一定的特异性和敏感性，因为心率变异性的改变通常会先于其他症状。通过动态心电图监测可观察到呼吸暂停发作时心率减慢，在呼吸暂停结束时心率加快，呼吸暂停结束后几次呼吸就可以使心率达到峰值，这种现象称为心率的周期性变化。因此，通过心率的周期性变化及心率变异性分析来初筛睡眠呼吸暂停综合征，及评价其治疗结果和预后评估都有一定临床意义。

时域指标包括：①白天/夜晚的 SDNN 差异>-11 毫秒。②白天/夜晚的 SDNN index 差异>-20 毫秒。③白天/夜晚的 RMSSD 差异>-13 毫秒。

频域指标包括：①全天/夜晚的 TP 差异>-500。②全天/夜晚的 VLF 差异>-400。③TP 中 VLF 的百分比>70%。④白天/夜晚的 LF 差异>-78%。⑤白天/夜晚 LF/HF 比率差值>+0.5%。

其他参数包括：室性心律失常，阈值>10 次/分；白天/夜晚矫正后 QT 间期差异，阈值>-20 毫秒；睡眠矫正后 QT 间期改变，阈值>+40 毫秒；平均心率，阈值>72 次/分；睡眠心率变化>15 次/分，阈值>30 次/分。

第四章

心内科常用药物治疗

第一节　钙拮抗剂

一、维拉帕米

【其他名称】异搏定、戊脉安、凡拉帕米、异搏停、Iproveratril。

【药理作用】本品为钙离子拮抗剂，通过调节心肌传导细胞、心肌收缩细胞以及动脉血管平滑肌细胞细胞膜上的钙离子内流，发挥其药理学作用，但不改变血清钙浓度。

1. 维拉帕米扩张心脏正常部位和缺血部位的冠状动脉主干和小动脉，拮抗自发的或麦角新碱诱发的冠状动脉痉挛，增加冠状动脉痉挛患者心肌氧的递送，解除和预防冠状动脉痉挛；维拉帕米减少总外周阻力，降低心肌耗氧量。可用于治疗变异型心绞痛和不稳定型心绞痛。

2. 维拉帕米减少钙离子内流，延长房室结的有效不应期，减慢传导，可降低慢性心房颤动和心房扑动患者的心室率，减少阵发性室上性心动过速发作的频率。通常维拉帕米不影响正常的窦性心律，但可导致病窦综合征患者窦性停搏或窦房传导阻滞；维拉帕米不改变正常心房的动作电位或室内传导时间，但它降低被抑制的心房纤维去极化的振幅、速度以及传导的速度，可能缩短附加旁路通道的前向有效不应期，加速房室旁路并发心房扑动或心房颤动患者的心室率，甚至会诱发心室颤动。

3. 维拉帕米通过降低体循环的血管阻力起到降低血压的作用，一般不引起直立性低血压或反射性心动过速。

4. 维拉帕米减轻后负荷，抑制心肌收缩，可改善左室舒张功能。在心肌等长或动力性运动中，维拉帕米不改变心室功能正常患者的心脏收缩功能。器质性心脏疾病的患者，维拉帕米的负性肌力作用可被降低后负荷的作用抵消，心脏指数无下降。但对于严重左室功能不全的患者（例如肺楔嵌压大于 20 mmHg 或射血分数小于 30%），或服用 β 受体阻滞剂或其他心肌抑制药物的患者，可能出现心功能恶化。

5. 动物实验提示维拉帕米的局部麻醉作用，是普鲁卡因等摩尔的 1.6 倍。在人体该作用及剂量尚不清楚。

【适应证】

1. 固体制剂

（1）心绞痛：用于变异型心绞痛、不稳定性心绞痛、慢性稳定性心绞痛。

（2）心律失常：与地高辛合用控制慢性心房颤动和（或）心房扑动时的心室率，预防阵发性室上性心动过速的反复发作。

（3）原发性高血压。

2. 注射剂

（1）快速阵发性室上性心动过速的转复：应用维拉帕米之前应首选抑制迷走神经的手法治疗（如 Valsalva 动作）。

（2）心房扑动或心房颤动心室率的暂时控制：心房扑动或心房颤动并发房室旁路通道（预激综合征和 LGL 综合征）时除外。

【用法用量】

1. 口服　通过调整剂量达到个体化治疗。安全有效的剂量为不超过 480 mg/d。

（1）心绞痛：一般剂量为口服维拉帕米每次 80~120 mg，一日 3 次。肝功能不全者及老年人的安全剂量为每次 40 mg，一日 3 次，口服。在药后 8 小时根据疗效和安全评估决定是否增量。

（2）心律失常：慢性心房颤动服用洋地黄治疗的患者，每日总量为 240~320 mg，分 3 次或 4 次口服。预防阵发性室上性心动过速（未服用洋地黄的患者）成人的每日总量为 240~480 mg，分 3 次或 4 次口服。年龄 1~5 岁：每日量 4~8 mg/kg，一日分 3 次口服；或每隔 8 小时口服 40~80 mg。超过 5 岁：每隔 6~8 小时口服 80 mg。

（3）原发性高血压：一般起始剂量为 80 mg，口服，一日 3 次。使用剂量可达每日 360~480 mg。对低剂量即有反应的老年人或体型瘦小者，应考虑起始剂量为 40 mg，口服，一日 3 次。

2. 注射　必须在持续心电监测和血压监测下，缓慢静脉注射至少 2 分钟。本品注射液与林格液、5%葡萄糖注射液或氯化钠注射液均无配伍禁忌。无法确定重复静脉给药的最佳给药间隔，必须个体化治疗。

一般起始剂量为 5~10 mg（或按 0.075~0.15 mg/kg 给药），稀释后缓慢静脉推注至少 2 分钟。如果初反应不令人满意，首剂 15~30 分钟后再给一次

5~10 mg或0.15 mg/kg。静脉滴注给药，每小时5~10 mg，加入氯化钠注射液或5%葡萄糖注射液中静滴，一日总量不超过50~100 mg。

【不良反应】以推荐的单剂量和每日总量为起始剂量并逐渐向上调整剂量用药，严重不良反应少见。

发生率在1%~10%的不良反应：便秘（7.3%）；眩晕、轻度头痛（3.5%）；恶心（2.7%）；低血压（2.5%）；头痛（2.2%）；外周水肿（2.1%）；充血性心力衰竭（1.8%）；窦性心动过缓；Ⅰ度、Ⅱ度或Ⅲ度房室阻滞；皮疹（1.2%）；乏力；心悸；转氨酶升高，伴或不伴碱性磷酸酶和胆红素的升高，这种升高有时是一过性的，甚至继续使用维拉帕米仍可消失。

发生率小于1%的不良反应：低血压、心动过速、潮红、溢乳、牙龈增生、非梗阻性麻痹性肠梗阻等。

【禁忌】

1. 严重左心室功能不全禁用。

2. 低血压（收缩压小于90 mmHg）或心源性休克禁用。

3. 病窦综合征（已安装并行使功能的心脏起搏器患者除外）禁用。

4. Ⅱ或Ⅲ度房室阻滞（已安装并行使功能的心脏起搏器患者除外）禁用。

5. 心房扑动或心房颤动患者并发房室旁路通道禁用。

6. 已知对本品过敏的患者禁用。

【注意事项】

1. 心力衰竭　维拉帕米的负性肌力作用可因其减轻后负荷（降低循环血管阻力）而代偿，净效应不损害心室功能。但是严重左心室功能不全（肺楔嵌压大于20 mmHg或射血分数小于30%）、中重度心力衰竭的患者、已接受β受体阻滞剂治疗的任何程度的心室功能障碍的患者，避免使用维拉帕米。必须使用维拉帕米的轻度心功能不全的患者，治疗之前需已有洋地黄类或利尿剂控制临床症状。

2. 预激综合征　维拉帕米会加速房室旁路前向传导。房室旁路通道并发心房扑动或心房颤动患者静脉用维拉帕米治疗，会通过加速房室旁路的前向传导，引起心室率加快，甚至诱发心室颤动。虽然口服维拉帕米未见上述报道，但这种患者接受口服维拉帕米可能有危险，因此禁止使用。

3. 传导阻滞　维拉帕米可能导致房室结和窦房结传导阻滞，与血浆浓度增高相关，尤其是在治疗早期的增量期。引起Ⅰ度房室阻滞、一过性窦性心动过缓，有时伴有结性逸搏。高度房室传导阻滞不常见（0.8%）。当出现显著的Ⅰ度房室传导阻滞或逐渐发展成Ⅱ度或Ⅲ度房室传导阻滞时，需要减量或停药。

4. 肝功能损害　因维拉帕米在肝内广泛代谢，肝功能损害的患者慎用维拉帕米。严重肝功能不全时维拉帕米的清除半衰期延长至14～16小时，该类患者只需服用正常剂量的30%。

5. 肾功能损害　肾功能损害的患者慎用维拉帕米。血液透析不能清除维拉帕米。

6. 神经肌肉传导减弱　有报道维拉帕米减弱肌肉萎缩患者的神经肌肉传导，该类患者可能需要减量。

7. 血清钙　维拉帕米不改变血清钙浓度，但也有高于正常范围的血钙水平可能影响维拉帕米疗效的报道。

8. 因维拉帕米可引起转氨酶增高　为慎重起见，接受维拉帕米治疗的患者应定期监测肝功能。

9. 低血压　静脉注射维拉帕米引起的血压下降一般是一过性和无症状的，但也可能发生眩晕。静脉注射维拉帕米之前静脉给予钙剂可预防该血流动力学反应。

10. 其他　美国食品药品监督管理局（FDA）对本药的妊娠安全性分级为C级。

【药物相互作用】

1. 环磷酰胺、长春新碱、甲基苄肼、强的松、长春碱酰胺、阿霉素、顺铂等细胞毒性药物可减少维拉帕米的吸收。

2. 苯巴比妥、乙内酰脲、维生素D、苯磺唑酮和雷米封通过增加肝脏代谢降低维拉帕米的血浆浓度。

3. 西咪替丁可能提高维拉帕米的生物利用度。

4. 维拉帕米抑制乙醇的消除，导致血中乙醇浓度增加，可能延长酒精的毒性作用。

5. 有少数病例报道，维拉帕米和阿司匹林合用，出血时间较单独使用阿司匹林时延长。

6. 与β受体阻滞剂联合使用，可增强对房室传导的抑制作用。

7. 长期服用维拉帕米，可使地高辛血药浓度增加50%～75%。维拉帕米明显影响肝硬化患者地高辛的药代动力学，使地高辛的总清除率和肾外清除率分别减少27%和29%。因此服用维拉帕米时，须减少地高辛的剂量。

8. 与血管扩张剂、血管紧张素转化酶抑制剂、利尿剂等抗高血压药合用时，降压作用叠加，应适当监测联合降压治疗的患者。

9. 与胺碘酮合用可能增加心脏毒性。

10. 肥厚性心肌病主动脉瓣狭窄的患者，最好避免联合用药。

11. 维拉帕米与氟卡尼合用，可使负性肌力作用叠加，房室传导延长。

12. 维拉帕米可增加卡马西平、环孢素、阿霉素、茶碱的血药浓度。

13. 有报道显示维拉帕米可增加患者对锂的敏感性（神经毒性）。

14. 动物实验提示吸入性麻醉剂与维拉帕米同时使用时，需仔细调整两药剂量，避免过度抑制心脏。

15. 避免维拉帕米与丙吡胺同时使用。

【规格】片剂：40 mg。缓释片：120 mg。注射剂：2 mL：5 mg。

二、硝苯地平

【其他名称】硝苯吡啶、心痛定、利心平、欣然、纳欣同、欣乐平、拜新同、Adalat、Unidipine。

【药理作用】本品为二氢吡啶类钙拮抗剂，可选择性抑制钙离子进入心肌细胞和平滑肌细胞的跨膜转运，并抑制钙离子从细胞内释放，而不改变血浆钙离子浓度。

本品能同时舒张正常供血区和缺血区的冠状动脉，拮抗自发的或麦角新碱诱发的冠状动脉痉挛，增加冠状动脉痉挛患者心肌氧的递送，解除和预防冠状动脉痉挛。并可抑制心肌收缩，降低心肌代谢，减少心肌耗氧量。另一方面能舒张外周阻力血管，降低外周阻力，使收缩压和舒张压降低，减轻心脏后负荷。

本品可延缓离体心脏的窦房结功能和房室传导；整体动物和人的电生理研究未发现本品有延缓房室传导、延长窦房结恢复时间和减慢窦房结率的作用。

【适应证】

1. 固体制剂　高血压（单独或与其他降压药合用）；心绞痛，尤其是变异型心绞痛。

2. 注射剂　高血压危象。

【用法用量】

1. 口服

（1）空腹整粒吞服，不得嚼碎或掰开服用。

（2）从小剂量开始服用。初始剂量为每次 20 mg，最大剂量为每次 60 mg，一日 1 次。日服最大剂量不超过 120 mg。

（3）硝苯地平的剂量应视患者的耐受性和对心绞痛的控制情况逐步调整。增加剂量前需监测患者血压。如患者症状明显，可根据患者对药物的反应，缩短剂量调整期。

（4）停药时未观察到“反跳”症状，但是仍需逐步减量，并严密观察患者情况。

（5）普通制剂的剂量可安全地替换成缓释制剂的剂量。例如：普通制剂每次 30 mg，一日 3 次，可替换为缓释制剂每次 90 mg，一日 1 次。

2. 注射　遮光、静脉滴注。每次 2.5~5 mg，加 5%葡萄糖注射液 250 mL 稀释后在 4~8 小时内缓慢滴入，根据病情调整滴速及用量，最大剂量 15~30 mg/24 h，可重复使用 3 天，不宜超越。以后治疗建议使用口服制剂。

【不良反应】

（1）常见服药后出现外周水肿（外周水肿与剂量相关，服用 60 mg/d 时的发生率为 4%，服用 120 mg/d 则为 12.5%）；头晕；头痛；恶心；乏力和面部潮红（10%）。一过性低血压（5%），多不需要停药（一过性低血压与剂量相关，在剂量<60 mg/d 时的发生率为 2%，而 120 mg/d 的发生率为 5%）。个别患者发生心绞痛，可能与低血压反应有关。还可见心悸、鼻塞、胸闷、气短、便秘、腹泻、胃肠痉挛、腹胀、骨骼肌发炎、关节僵硬、肌肉痉挛、精神紧张、颤抖、神经过敏、睡眠紊乱、视力模糊、平衡失调等。

（2）少见贫血、白细胞减少、血小板减少、紫癜、过敏性肝炎、齿龈增生、抑郁、偏执、血药浓度峰值时瞬间失明、红斑性肢痛、抗核抗体阳性关节炎等。

（3）可能产生的严重不良反应有心肌梗死和充血性心力衰竭（发生率 4%）、肺水肿（发生率 2%）、心律失常和传导阻滞（发生率各小于 0.5%）。

（4）本品过敏者可出现过敏性肝炎、皮疹甚至剥脱性皮炎等。

【禁忌】

1. 对硝苯地平过敏者禁用。

2. 孕妇禁用。

3. 心源性休克及严重主动脉狭窄患者禁用。

【注意事项】

1. 低血压　绝大多数患者服用硝苯地平后仅有轻度低血压反应，个别患者出现严重的低血压症状。这种反应常发生在剂量调整期或加量时，特别是合用 β 受体阻滞剂时。在此期间需监测血压，尤其合用其他降压药时。

2. 外周水肿　患者发生轻中度外周水肿与服用剂量成正比，与动脉扩张有关。水肿多初发于下肢末端，可用利尿剂治疗。对于伴充血性心力衰竭的患者，需分辨水肿是否由于左室功能进一步恶化所致。

3. 对诊断的干扰　应用本品时偶见碱性磷酸酶、肌酸磷酸激酶、乳酸脱氢酶、门冬氨酸氨基转移酶和丙氨酸氨基转移酶升高，一般无临床症状，但曾有报道胆汁淤积和黄疸；血小板聚集度降低，出血时间延长；直接库姆斯试验阳性伴或不伴溶血性贫血。

4. 肝肾功能不全、正在服用α受体阻滞剂者应慎用，宜从小剂量开始，以防诱发或加重低血压，增加心绞痛、心力衰竭甚至心肌梗死的发生率。慢性肾功能衰竭患者应用本品时偶有可逆性血尿素氮和肌酐升高，与硝苯地平的关系不够明确。

5. FDA 对本药的妊娠安全性分级为 C 级。

【药物相互作用】

1. 与硝酸酯类合用，控制心绞痛发作，有较好的耐受性。

2. 与β受体阻滞剂合用，绝大多数患者对本品有较好的耐受性和疗效，但个别患者可能诱发和加重低血压、心力衰竭和心绞痛。

3. 与洋地黄合用，可能增加血地高辛浓度，提示在初次使用、调整剂量或停用本品时应监测地高辛的血药浓度。

4. 与血清蛋白结合率高的药物合用，如双香豆素类、苯妥英钠、奎尼丁、奎宁、华法林等，这些药的游离浓度常发生改变。

5. 与西咪替丁合用，本品的血浆峰浓度增加，注意调整剂量。

6. 葡萄柚汁与本品同服时，本品的药峰浓度及药时曲线下面积（AUC）增加。

【规格】普通片剂、胶囊剂：5 mg；10 mg。缓释片：30 mg。胶丸剂：5 mg。注射剂：5 mL：2.5 mg。

三、尼卡地平

【其他名称】硝苯苄胺啶、佩尔地平、硝苯苄啶、Perdipine。

【药理作用】本品为钙离子拮抗剂，通过抑制钙离子流入血管平滑肌细胞内而发挥血管扩张作用，从而使血压下降。本品具有高度的血管选择性，对血管平滑肌的钙离子拮抗作用强于心肌作用的 30 000 倍。在狗和大白鼠实验中显示了排钠利尿作用；在麻醉狗还显示扩张椎动脉、冠状动脉、股动脉、肾动脉作用。本品可增加脑、心、肾等主要脏器的血流量，降压作用确切、持久，长期用药不会产生耐药性，并可抑制因高血压引起的心肌肥大的进展和预防脑中风的发生。

【适应证】

1. 固体制剂　用于原发性高血压。

2. 注射剂　用于手术时异常高血压的急救处置及高血压性急症。

【用法用量】

1. 固体制剂　成人口服，每次 10~20 mg，每日 3 次。

2. 注射剂

（1）手术时异常高血压的急救处置：本品用生理盐水或5%葡萄糖注射液稀释成0.01%～0.02%（1 mL中的含量为0.1～0.2 mg）的溶液静脉滴注，以每分钟2～10 μg/kg的滴注速度开始给予，将血压降到目的值后，边监测血压边调节滴注速度。如有必要迅速降低血压时，则用本品以10～30 μg/kg的剂量进行静脉给予。

（2）高血压性紧急症：本品用生理盐水或5%葡萄糖注射稀释成0.01～0.02%（1 mL中的含量为0.1～0.2 mg）的溶液静脉滴注，以每分钟0.5～6 μg/kg的滴注速度给予，从每分钟0.5 μg/kg开始，将血压降到目的值后，边监测血压边调节滴注速度。

【不良反应】

1. 常见者有足踝部水肿、头晕、头痛、面部潮红等。

2. 有时出现GOT、GPT、γ-GTP等肝功能指标升高，偶有胆红素升高。

3. 较少见心悸、乏力、心动过速。

4. 有时出现便秘、腹痛，偶有食欲不振、腹泻、恶心、呕吐。

5. 其他　偶有乳酸脱氢酶（LDH）、胆固醇、尿素氮、肌酐升高，偶见粒细胞减少。

【禁忌】

1. 对本品过敏者禁用。

2. 颅内出血尚未完全止血的患者禁用。

3. 中风急性期颅内压增高的患者禁用。

4. 重度主动脉瓣狭窄患者禁用。

【注意事项】

1. 肝肾功能障碍、低血压、心力衰竭、青光眼患者，孕妇、哺乳期妇女、儿童慎用本品。肝功能不全者宜从低剂量开始。

2. 脑梗死和脑缺血患者应慎用，以防发生低血压。

3. 应用本药时需观察血压、心率。

4. 停用本品时应逐渐减少剂量，并密切观察病情。

5. 为了使静脉刺激的危险降低到最小，建议每12个小时改变一次注射部位。

6. FDA对本药的妊娠安全性分级为C级。

【药物相互作用】

1. 本品与β受体阻滞剂同用，耐受性良好。

2. 本品与西咪替丁合用，本品血药浓度增高。

3. 本剂与其他降压药联合用药时，有可能产生相加作用，使用时应多加注意。

4. 本剂与地高辛联合用药时，应监测地高辛血药浓度。

5. 本品与环孢素合用时环孢素血浓度增高。

6. 在体外，治疗浓度的呋塞米、普萘洛尔、双嘧达莫、华法林、奎尼丁等加于人体血浆中不改变本品的蛋白结合率。

【规格】片剂：10 mg；20 mg；40 mg。注射剂：2 mL：2 mg；10 mL：10 mg。

四、尼群地平

【其他名称】硝苯甲乙吡啶、洛普思。

【药理作用】本品为钙离子通道阻滞剂，选择性作用于血管平滑肌，可降低总外周阻力，使血压下降。并能降低心肌耗氧量，对缺血性心肌有保护作用。

【适应证】用于治疗高血压。

【用法用量】成人常用量，口服，开始一次 10 mg，每日 1 次，以后可随反应调整为每次 10 mg，每日 2~3 次。

【不良反应】较少见的反应有头痛、脸红。少见的反应有头晕、恶心、低血压、脚肿、心绞痛发作。上述反应多为血管扩张的结果，在降压时可有反射性心动过速，由此诱发心绞痛。多数不良反应轻微，不影响治疗。

【禁忌】对本品过敏者和严重主动脉瓣狭窄者禁用。

【注意事项】

1. 少数病例可能出现血碱性磷酸酶增高。

2. 肝功能不全时血药浓度可增高，肾功能不全时对药代动力学影响小，以上情况慎用本品。

3. 绝大多数患者服用此药后仅有可以耐受的轻度低血压反应，但个别患者可出现严重的体循环低血压症状。这种反应常发生在初期调整药量期间或者增加药物用量的时候，特别是合用 β 受体阻滞剂时。故服用本品期间须定期测量血压。

4. 已经证明，极少数的患者，特别是严重冠状动脉狭窄的患者，在服用此药或者增加剂量期间，心绞痛或心肌梗死的发生率增加，其机制尚不明了。故服用本品期间须定期做心电图检查。

5. 少数接受 β 受体阻滞剂的患者在开始服用此药后可发生心力衰竭，有主动脉狭窄的患者这种危险性更大。

【药物相互作用】

1. β受体阻滞剂　绝大多数患者合用此药可加强降压作用，并可减轻本品降压后发生的心动过速；然而，个别患者有可能诱发和加重体循环低血压、心力衰竭和心绞痛。

2. 血管紧张素转化酶抑制剂　合用耐受性较好，降压作用加强。

3. 长效硝酸盐类　合用有较好的耐受性，但尚缺乏评价这种合用控制心绞痛的有效性文献。

4. 洋地黄　部分研究提示，服用此药，能够增加合用的地高辛血浆浓度，平均增加45%。部分研究认为，不增加地高辛血浆浓度和毒性。提示在初次使用、调整剂量或停用尼群地平时应监测地高辛的血药浓度，以防地高辛过量或不足。

5. 香豆素类抗凝药　尚无报告表明合用尼群地平能够增加香豆素类抗凝药物的凝血因子时间。目前，还不能肯定它们之间的相互作用。

6. 西咪替丁　由于西咪替丁可介导抑制肝脏细胞色素P450酶，使尼群地平的首过效应发生改变，建议对正在服用西咪替丁治疗的患者合用尼群地平时，注意药物剂量的调整。

【规格】片剂：10 mg。

五、尼莫地平

【其他名称】硝苯甲氧乙基异丙啶、尼膜同。

【药理作用】本品是一种钙离子通道阻滞剂。正常情况下，平滑肌的收缩依赖于钙离子进入细胞内，引起跨膜电流的去极化。尼莫地平通过有效地阻止钙离子进入细胞内抑制平滑肌收缩，达到解除血管痉挛之目的。动物实验证明，尼莫地平对脑动脉的作用远较全身其他部位动脉的作用强许多，并且由于它具有很高的嗜脂性特点，易透过血脑屏障。当用于蛛网膜下隙出血的治疗时，脑脊液中的浓度可达12.5 ng/mL。由此推论，临床上可用于预防蛛网膜下隙出血后的血管痉挛，然而在人体应用该药的作用机制仍不清楚。此外尚具有保护和促进记忆、促进智力恢复的作用。所以可选择性地作用于脑血管平滑肌，扩张脑血管，增加脑血流量，显著减少血管痉挛引起的缺血性脑损伤。

【适应证】适用于各种原因的蛛网膜下隙出血后的脑血管痉挛和急性脑血管病恢复期的血液循环改善。

【用法用量】

1. 普通片　口服：急性脑血管病恢复期，一次30~40 mg，一日4次。

2. 缓释片　口服：一次60~120 mg，一日2次。

3. 注射剂　蛛网膜下隙出血，应尽早开始静脉滴注本品，每剂 25 mg，速度 0.5 μg/(kg·min)，监测血压，以血压不下降或略有下降为宜，以后改口服，每次 30~60 mg，一日 3 次。

急性脑缺血应尽早用药，用量、速度同上，以后改口服。

【不良反应】大量临床实践证明，蛛网膜下隙出血者应用尼莫地平治疗时约有 11.2%的病者出现不良反应。最常见的不良反应有：①血压下降，血压下降的程度与药物剂量有关。②肝炎。③皮肤刺痛。④胃肠道出血。⑤血小板减少。⑥偶见一过性头晕、头痛、面潮红、呕吐、胃肠不适等。此外，口服尼莫地平以后，个别患者可发生碱性磷酸酶、乳酸脱氢酶、血糖升高以及血小板数升高。

【禁忌】严重肝功能损害的患者禁用。

【注意事项】

1. 脑水肿及颅内压增高患者须慎用。

2. 尼莫地平的代谢产物具有毒性反应，肝功能损害者应慎用。

3. 本品可引起血压降低。在高血压并发蛛网膜下隙出血或脑卒中患者中，应注意减少或暂时停用降血压药物，或减少本品的用药剂量。

4. 可产生假性肠梗阻，表现为腹胀、肠鸣音减弱。当出现上述症状时应当减少用药剂量并密切观察。

5. 避免与 β 受体阻断剂或其他钙拮抗剂合用。

6. FDA 对本药的妊娠安全性分级为 C 级。

【药物相互作用】

1. 与其他作用于心血管的钙离子通道阻滞剂联合应用时可增加其他钙离子通道阻滞剂的效用。

2. 尼莫地平 90 mg/d 与西咪替丁 1 000 mg/d 联合应用 1 周以上者，尼莫地平血药浓度可增加 50%，这可能与肝脏细胞色素 P450 被西咪替丁抑制影响尼莫地平代谢有关。

3. 精神镇静剂和抗抑郁药：合并应用抗抑郁药氟西汀可使尼莫地平的稳态血浆浓度提高 50%，氟西汀浓度显著降低，而其活性代谢产物去甲氟西汀则不受影响。去甲替林与尼莫地平同时给药，将使尼莫地平稍有增加，而去甲替林的血浆浓度不受影响。长期定量服用尼莫地平与氟哌啶醇，并不出现相互作用。

4. 不推荐尼莫地平与抗癫痫药物同时服用。

【规格】普通片：30 mg。缓释片：60 mg。注射液：50 mL：10 mg；50 mL：25 mg；100 mL：20 mg。

六、非洛地平

【其他名称】费乐地平、二氯苯吡啶、压喜定、波依定。

【药理作用】本品为二氢吡啶类钙通道阻滞剂，可逆性竞争二氢吡啶结合位点，可阻断血管平滑肌和人工培养的兔心房细胞的电压依赖性 Ca^{2+}电流，并阻断 K^+诱导的鼠门静脉挛缩。

体外研究表明，本品对血管平滑肌选择性抑制作用强于对心肌作用；在体外可检测到负性肌力作用，但是在整体动物中未观察到此作用。

本品可使外周血管阻力下降而致血压降低，该药理作用与用药剂量相关，并有伴随反射性心率增加。在动物和人体内观察到本品因降低外周血管阻力而有轻度利尿作用。

【适应证】用于轻、中度原发性高血压的治疗（可单独使用或与其他抗高血压药物合并使用）。

【用法用量】

1. 普通片　口服，起始剂量 2.5 mg，一日 2 次。常用维持剂量为每日 5 mg 或 10 mg，必要时剂量可进一步增加，或加用其他降压药。

2. 缓释片　最初剂量一次 5 mg，一日 1 次，可根据患者反应将剂量减少至每日 2.5 mg 或增加至每日 10 mg。剂量调整间隔一般不少于 2 周。建议剂量范围为每日 2.5～10 mg。

【不良反应】

1. 本品与其他钙离子通道阻滞剂相同，在某些患者身上会导致面色潮红、头痛、头晕、心悸和疲劳，这些反应大部分具有剂量依赖性，而且是在剂量增加后开始的短时间内出现，是暂时的，应用时间延长后消失。

2. 本品与其他二氢吡啶类药物相同，可引起与剂量有关的踝肿，牙龈炎或牙周炎患者用药后可能会引起轻微的牙龈肿大。

3. 也可见皮疹、瘙痒。

4. 在极少数患者中可能会引起显著的低血压伴心动过速，这在易感个体可能会引起心肌缺氧。

【禁忌】对本品过敏者禁用。

【注意事项】

1. 本品可引发严重低血压和晕厥，产生反射性心动过速，在敏感人群中可能引发心绞痛，低血压患者慎用。

2. 本品慎用于心力衰竭和心功能不全患者，须注意本品的负性肌力作用，特别是在与 β 受体阻滞剂合用时。

3. 本品慎用于孕妇、哺乳期妇女和儿童。老年人（65 岁以上）或肝功能不全患者宜从低剂量（一次 2.5 mg，一日 1 次）开始治疗，并在调整剂量过程中密切监测血压。FDA 对本药的妊娠安全性分级为 C 级。

4. 临床试验表明，剂量超过每日 10 mg 可增加降压作用，但同时增加周围性水肿和其他血管扩张不良事件的发生率。肾功能不全患者一般不需要调整建议剂量。

5. 本品应空腹口服或食用少量清淡饮食后口服，应整片吞服，勿咬碎或咀嚼。保持良好的口腔卫生可减少牙龈增生的发生率和严重性。

【药物相互作用】

1. 本品与 β 阻滞剂合用时耐受性良好，但有报道本品与美托洛尔合用时可使美托洛尔的药时曲线下面积和药峰浓度分别增加 31%和 38%。

2. 本品与西咪替丁合用可使本品的药时曲线下面积和峰浓度增加 50%，故与西咪替丁合用时应调整本品剂量。

3. 本品与地高辛合用未见到心力衰竭患者的地高辛药动学发生显著改变。

4. 抗癫痫药物苯妥因、卡马西平或苯巴比妥可使本品在癫痫患者体内的血药峰浓度降低，药时曲线下面积降低 6%，因此应调整在这些患者中的治疗方案。

5. 其他药物　如吲哚美辛或螺内酯与本品无明显相互作用。

【规格】普通片：5 mg；10 mg。缓释片：2.5 mg；5 mg；10 mg。

七、氨氯地平

【其他名称】阿莫洛地平、安洛地平、丽珠优可、络活喜、Istin、Norvasc。

【药理作用】本品是二氢吡啶类钙离子通道阻滞剂。心肌和平滑肌的收缩依赖于细胞外钙离子通过特异性离子通道进入细胞。本品选择性抑制钙离子跨膜进入平滑肌细胞和心肌细胞，对平滑肌的作用大于心肌。其与钙通道的相互作用决定于它和受体位点结合和解离的渐进性速率，因此药理作用逐渐产生。本品是外周动脉扩张剂，直接作用于血管平滑肌，降低外周血管阻力，从而降低血压。治疗剂量下，体外试验可观察到负性肌力作用，但在整体动物实验中未见。本品不影响血浆钙浓度。轻中度高血压患者每日服药一次，可以 24 小时降低卧位和立位血压，长期使用不引起心率或血浆儿茶酚胺显著改变。降压效果平稳。降压效果和剂量相关，降压幅度与治疗前血压相关，中度高血压者（舒张压 105~114 mmHg）的疗效较轻度高血压者（舒张压 90~104 mmHg）好，血压正常者服药后没有明显作用。本品降低舒张压的作用在老年人和年轻人中相似，降低收缩压的作用对老年人更强。

本品缓解心绞痛的准确机制尚不明确，但可能在运动时，本品通过降低外周阻力（后负荷）减少心脏做功和心率血压乘积，减少心肌氧需，治疗劳力型心绞痛；通过抑制钙离子、肾上腺素、5-羟色胺和血栓素 A_2 引起的冠状动脉和小动脉收缩，恢复缺血区血供治疗自发性心绞痛。8 项临床试验中 5 项显示，本品显著延长运动诱发劳力型心绞痛的时间；部分研究显示本品延长 ST 段下降 1 mm 的时间，并减少心绞痛发作频率。该作用具有持续性，并且不显著影响血压和心率。在一项 50 例自发性心绞痛患者中进行临床试验显示，本品每周可以减少 4 次心绞痛发作（安慰剂每周减少 1 次）。

本品不影响窦房结功能和房室传导。高血压或心绞痛患者合用本品和 β 受体阻滞剂，未发现心电图异常。本品不改变心绞痛患者的心电图，不加重房室传导阻滞。

肾功能正常的高血压患者用药后，肾血管阻力降低，肾小球滤过率和肾血流增加，但滤过分数或尿蛋白不变。

【适应证】

1. 高血压（单独或与其他药物合并使用）。

2. 心绞痛，尤其是自发性心绞痛（单独或与其他药物合并使用）。

3. 经血管造影证实的冠心病。

【用法用量】通常口服起始剂量为 5 mg，最大不超过 10 mg，每日 1 次。瘦小者、体质虚弱者、老年患者或肝功能受损者从每次 2.5 mg，每日 1 次开始用药；合用其他抗高血压药者也从此剂量开始用药。

用药剂量根据个体需要进行调整，调整期应不少于 7～14 天，以便医生充分评估患者对该剂量的反应。但在临床有保障的前提下，可以加快调整速度。

治疗心绞痛的推荐剂量是 5～10 mg，老年患者或肝功能受损者需减量。

【不良反应】本品在 10 mg/d 的剂量范围内有良好的耐受性，大多数不良反应是轻中度的。本品因不良反应而停药的比例为 1.5%，与安慰剂没有明显差别（约 1%）。最常见的不良反应是头痛和水肿。

发生率超过 1%的剂量相关性不良反应有水肿、头晕、潮红和心悸。

与剂量关系不明确，但发生率超过 1%的不良反应有头痛、疲倦、恶心、腹痛和嗜睡。

以上不良反应中，水肿、潮红、心悸和嗜睡在女性中的发生率超过男性。

【禁忌】对二氢吡啶类钙离子通道阻滞剂过敏者禁用。

【注意事项】

1. 心绞痛和（或）心肌梗死　罕见。有严重的阻塞性冠状动脉疾病的患者，在开始应用钙离子通道阻滞剂治疗或加量时，会出现心绞痛发作频率、时程和（或）严重性增加，或发展为急性心肌梗死，机制不明。

2. 低血压 由于本品逐渐产生扩血管作用，口服一般很少出现急性低血压。但本品与其他外周扩血管药物合用时仍需谨慎，特别是对于有严重主动脉瓣狭窄的患者。

3. 心力衰竭 钙离子通道阻滞剂应慎用于心力衰竭患者。

4. 肝功能不全 严重肝功能不全患者应慎用本品。

5. 肾衰竭 肾衰竭患者的起始剂量可以不变。

6. 本品对突然停用β受体阻滞剂所产生的反跳症状没有保护作用，因此，停用β受体阻滞剂需逐渐减量。

7. 孕妇和哺乳妇女慎用 哺乳妇女如服本品，应停止哺乳。FDA 对本药的妊娠安全性分级为 C 级。

【药物相互作用】

1. 与西咪替丁、葡萄柚汁、制酸剂合用时不改变本品的药代动力学。

2. 本品不影响阿托伐他汀、地高辛、乙醇的药代动力学。

3. 原发性高血压患者单剂服用昔多芬对本品的药代动力学没有影响。两药合用时独立产生降压效应。

4. 本品不改变华法林的凝血因子作用时间。

5. 地高辛、苯妥英钠和华法林与本品合用对血浆蛋白结合率没有影响。

6. 吸入烃类麻醉药与本品合用可引起低血压。

7. 非甾体类抗炎药，尤其是吲哚美辛可减弱本品的降压作用。

8. β受体阻滞剂与本品合用耐受性良好，但可引起过度低血压，罕见加重心力衰竭。

9. 与雌激素合用可引起体液潴留而增高血压。

10. 与磺吡酮合用可增加本品的蛋白结合率，产生血药浓度变化。

11. 与锂剂合用可引起神经中毒，出现恶心、呕吐、腹泻、共济失调、震颤和（或）麻木，需慎重。

12. 拟交感胺可减弱本品降压作用。

13. 硝酸甘油和长效硝酸酯制剂与本品合用可加强抗心绞痛效应。虽未报告有反跳作用，但停药时应在医生指导下逐渐减量。

【规格】片剂：2.5 mg；5 mg；10 mg。

八、左氨氯地平

【其他名称】施慧达。

【药理作用】药理作用同氨氯地平。

【适应证】高血压（单独或与其他药物合并使用）；心绞痛，尤其是自发性心绞痛（单独或与其他药物合并使用）。

【用法用量】通常口服起始剂量为 2.5 mg，每日 1 次，最大不超过 5 mg，每日 1 次。瘦小者、体质虚弱者、老年患者或肝功能受损者从每次 2.5 mg，每日 1 次开始用药，合用其他抗高血压药者也从此剂量开始用药。

【不良反应】不良反应同氨氯地平，但不良反应较轻。

【禁忌】同氨氯地平。

【注意事项】同氨氯地平。

【药物相互作用】同氨氯地平。

【规格】片剂：2.5 mg；5 mg。

九、乐卡地平

【其他名称】再宁平、Masnidipine、Zanedip。

【药理作用】本品是新一代的二氢吡啶类钙离子通道阻滞剂，具有较强的血管选择性，起效平缓，降压作用强，作用时间长，负性肌力作用少。体外研究发现，乐卡地平对血管平滑肌有直接的舒张作用，因而在体内具有较强的降压作用，但对心率和心排血量的影响较小。由于具有疏水基因，脂溶性强，乐卡地平进入体内后迅速分布至组织器官中，与血管平滑肌细胞膜结合紧密，释放缓慢，所以，虽然该药血清消除半衰期短，但作用持久。

【适应证】治疗轻、中度原发性高血压。

【用法用量】推荐剂量为每次 10 mg，每天 1 次，餐前 15 分钟口服，必要时 2 周以后增至每次 20 mg，每天 1 次。

【不良反应】本品耐受性良好。可能出现的不良反应同其扩血管作用有关，如面部潮红、踝部水肿、心悸、心动过速、头痛、眩晕。偶见胃肠道反应、皮疹、疲劳、嗜睡、肌肉痛，极偶然可能出现低血压。

【禁忌】对二氢吡啶类过敏、左心室传出通道阻滞、未经治疗的充血性心力衰竭、不稳定型心绞痛、有严重肾脏或肝脏疾病以及在 1 个月内发生过心肌梗死的患者禁用。

【注意事项】对患有轻度至中度肝脏或肾脏疾病，正在进行透析治疗者，患有其他心脏病或需安装起搏器者，需适当调整剂量。

【药物相互作用】

1. 本品可安全地与 β 受体阻断剂、利尿剂或血管紧张素转化酶抑制剂同时服用。但值得注意的是，乐卡地平与 β 受体阻断剂同在肝脏代谢，有协同作用

2. 同时服用地高辛或西咪替丁（高于 800 mg/d）需注意观察。

3. 同其他二氢吡啶类钙离子通道阻滞一样，应慎与酮康唑、伊曲康唑、红霉素、氟西汀、利福平、特非那定、阿司咪唑、环孢素、胺碘酮、奎尼丁、某些苯二氮䓬类（如地西泮和咪达唑仑）、普萘洛尔和美托洛尔同时服用。

4. 同时服用抗惊厥药，如苯妥英或卡马西平，需要谨慎。

5. 西柚汁可增强本品的作用，应避免同时使用。

6. 乙醇可能强化其抗高血压药的作用，建议服用本品时严格限制酒类及含酒精饮料的摄入。

【规格】片剂：10 mg。

十、拉西地平

【其他名称】司乐平、乐息平、Lacidil。

【药理作用】本品为二氢吡啶类钙离子通道阻滞剂，高度选择性作用于平滑肌的钙离子通道，主要扩张周围动脉，减少外周阻力，降压作用强而持久。对心脏传导系统和心肌收缩功能无明显影响。可改善受损肥厚左室的舒张功能，及具抗动脉粥样硬化作用。使肾血流量增加而不影响肾小球滤过率，产生一过性但不明显的利尿和促尿钠排泄作用，因此能防止移植患者出现环孢素 A 诱发的肾脏灌注不足。本品为高度脂溶性，它在脂质部分沉积并在清除阶段不断释放到结合部位。这一特点使本品明显不同于其他钙离子通道阻滞药，其他钙离子通道阻滞药脂溶性低因而作用时间短。

【适应证】高血压。

【用法用量】

1. 成人起始剂量每次 4 mg，每日 1 次，应在每天的同一时间服用，在早晨服用较好。饭前饭后均可。如需要 3~4 周可增加至每次 6~8 mg，一日 1 次。除非临床需要更急而超前投药。

2. 肝病患者初始剂量为每次 2 mg，每日 1 次。

【不良反应】

1. 最常见的有头痛、皮肤潮红、水肿、眩晕和心悸。

2. 少见无力、皮疹（包括红斑和瘙痒）、胃纳不佳、恶心、多尿。

3. 极少数有胸痛和齿龈增生。

【禁忌】对本品成分过敏者禁用。

【注意事项】

1. 肝功能不全者需减量或慎用，因其生物利用度可能增加，而加强降血压作用。

2. 本品不经肾脏排泄，肾病患者无需调整剂量。

3. 一般不明显影响实验室检查，但曾有一例可逆性碱性磷酸酶增加的报告。

4. 虽然本品不影响传导系统和心肌收缩，但理论上钙离子通道阻滞剂影响窦房结活动及心肌储备，应予注意。窦房结活动不正常者尤应关注，有心脏储备较弱患者亦应谨慎。

5. 本品有引起子宫肌肉松弛的可能性，临娩妇女应慎用。

【药物相互作用】

1. 与β受体阻滞剂、利尿药合用，降压作用可加强。

2. 与西咪替丁合用，可使本品血药浓度增高。

3. 与地高辛合用，地高辛峰值水平可增加17%，对24小时平均地高辛水平无影响。

4. 与普萘洛尔合用，可轻度增加两者的药时曲线下面积（AUC）。

5. 与华法林、甲苯磺丁脲、双氯芬酸、环孢素、安替比林等无特殊交叉反应。

【规格】片剂：2 mg；4 mg。

十一、法舒地尔

【其他名称】川威。

【药理作用】本品是一种蛋白激酶抑制剂即细胞内钙离子拮抗剂。血管平滑肌的收缩是由于平滑肌细胞内钙离子浓度显著增高激活了关键酶的缘故。当钙离子达到一定浓度时，与钙离子结合蛋白钙调素结合，激活肌球蛋白轻链磷酸化酶，将肌球蛋白轻链磷酸化，引起肌肉收缩。蛛网膜下隙出血时，血管中释放出的各种血管收缩物质参与血管痉挛，最终通过肌球蛋白轻链磷酸化造成血管收缩。盐酸法舒地尔通过阻断血管收缩过程的最终阶段即肌球蛋白轻链磷酸化，扩张血管，抑制血管痉挛。

【适应证】蛛网膜下隙出血后脑血管痉挛等引起的缺血性脑血管疾病症状的改善。

【用法用量】成人一日2~3次，每次30 mg，以适量的电解质液稀释后静脉点滴，每次需30分钟。本品给药应在蛛网膜下隙出血术后早期开始，连用2周。

【不良反应】

1. 由于本品使血管扩张，可引起低血压、颜面潮红、反射性心动过速及出血。

2. 应用本品有时发生 GOT、GPT 升高，有时出现皮疹、排尿困难或多尿、嗳气、呕吐，并可出现头痛、发热、意识水平下降和呼吸抑制等不良反应。

【禁忌】正在出血的患者尤其是颅内出血的患者和低血压患者禁用。

【注意事项】

1. 本品使用时，应密切注意临床症状及 CT 改变，若发现颅内出血，应立即停药并进行适当处理。

2. 本品可引起低血压，应注意血压变化及给药剂量和速度。

3. 下列情况使用本品应慎重　严重意识障碍患者，蛛网膜下隙出血并发重症脑血管损害者，如脑底异常血管网或巨大脑动脉瘤等患者。

4. 老年患者应注意减量。

5. 本品只可静脉点滴使用，不可脊髓腔内注入。

【药物相互作用】

1. 苯妥英钠注射液、Bitashimin（Vc）注射液，静注用盐酸法舒地尔、苯妥英钠与本品配伍时，立即变色或变浑浊，严禁使用。

2. 与本品配伍后需迅速使用的药品有静注用头孢替安、Buroakuto、Fulumarin。因为以上药物与本品配伍时，经常出现变色或透光率低下，因此，配伍后应迅速使用。

【规格】注射剂：2 mL：30 mg。

十二、地尔硫䓬

【其他名称】硫氮䓬酮、哈氮䓬、合心爽、奥的镇、CRD401、Adizem。

【药理作用】本品为钙离子通道阻滞剂，其作用与心肌及血管平滑肌除极时抑制钙离子内流有关。本品可以有效地扩张心外膜和心内膜下的冠状动脉，缓解自发性心绞痛或由麦角新碱诱发冠状动脉痉挛所致心绞痛；通过减慢心率和降低血压，减少心肌需氧量，增加运动耐量并缓解劳力型心绞痛。本品可以使血管平滑肌松弛，周围血管阻力下降，血压降低。其降压的幅度与高血压的程度有关，血压正常者仅使血压轻度下降。本品有负性肌力作用，并可减慢窦房结和房室结的传导。

【适应证】

1. 冠状动脉痉挛引起的心绞痛和劳力型心绞痛。

2. 高血压。

【用法用量】

1. 固体制剂　口服，起始剂量每次 60~120 mg，每日 2 次，平均剂量范围为每天 240~360 mg。

2. 注射剂　成人用量，初次为 10 mg，临用前用氯化钠注射液或葡萄糖注射液溶解、稀释成 1%浓度，在 3 分钟内缓慢注射，或按体重 0.15～0.25 mg/kg 计算剂量，15 分钟后可重复，也可按体重每分钟 5～15 μg/kg 静脉滴注。

【不良反应】

1. 常见不良反应　水肿、头痛、恶心、眩晕、皮疹、无力。

2. 少见的不良反应（<1%）

（1）心血管系统：心绞痛、心律失常、房室传导阻滞、心动过缓、束支传导阻滞、充血性心力衰竭、心电图异常、低血压、心悸、晕厥、心动过速、室性期前收缩。

（2）神经系统：多梦、遗忘、抑郁、步态异常、幻觉、失眠、神经质、感觉异常、性格改变、嗜睡、震颤。

（3）消化系统：厌食、便秘、腹泻、味觉障碍、消化不良、口渴、呕吐、体重增加及碱性磷酸酶、乳酸脱氢酶、谷草转氨酶、谷丙转氨酶轻度升高。

（4）皮肤：瘀点、光敏感、瘙痒、荨麻疹。

（5）其他：弱视、口干、呼吸困难、鼻出血、易激惹、高血糖、高尿酸血症、阳痿、肌痉挛、鼻充血、多尿、夜尿增多、耳鸣、骨关节痛、脱发、多形性红斑、锥体外系综合征、齿龈增生、溶血性贫血、出血时间延长、白细胞减少、紫癜、视网膜病变、血小板减少、剥脱性皮炎。

【禁忌】

1. 病态窦房结综合征未安装起搏器者禁用。

2. Ⅱ或Ⅲ度房室传导阻滞未安装起搏器者禁用。

3. 收缩压低于 12 kPa（90 mmHg）者禁用。

4. 对本品过敏者禁用。

5. 急性心肌梗死或肺淤血者禁用。

【注意事项】

1. 本品可延长房室结不应期，除病态窦房结综合征外不明显延长窦房结恢复时间。罕见情况下此作用可异常减慢心率（特别在病态窦房结综合征患者）或致Ⅱ度或Ⅲ度房室传导阻滞。本品与 β 受体阻滞剂或洋地黄合用可导致对心脏传导减缓的协同作用。

2. 本品有负性肌力作用，在心室功能受损的患者单用或与 β 受体阻滞剂合用的经验有限，因而这些患者应用本品须谨慎。

3. 本品最大降压效果常在 14 天后达到，使用本品偶可致症状性低血压。

4. 应用本品罕见出现急性肝损害，表现为碱性磷酸酶、乳酸脱氢酶、谷草转氨酶、谷丙转氨酶明显增高及其他急性肝损害征象，停药可恢复。

5. 本品在肝脏代谢，由肾脏和胆汁排泄，长期给药应定期监测肝肾功能。肝肾功能受损者应用本品应谨慎。

6. 皮肤反应多为暂时性的，继续应用本品也可消失。有少数报道皮肤反应可进展为多形性红斑和（或）剥脱性皮炎。如果皮肤反应为持续性应停药。

7. 本品由于可能与其他药物有协同作用，同时使用对心脏收缩和（或）传导有影响的药物时应谨慎，并仔细调整所用剂量。

8. 本品在体内经细胞色素 P450 酶进行生物转化，与经同一途径进行生物转化的其他药物合用时可导致代谢的竞争抑制。故在开始或停止同时使用本品时，对相同代谢途径的药物剂量，特别是治疗指数低的药物或有肝肾功能受损的患者，须加以调整以维持合理的血药浓度。

9. 使用注射剂治疗室上性心动过速，须心电图监测。

10. FDA 对本药的妊娠安全性分级为 C 级。

【药物相互作用】

1. 本品与 β 受体阻滞剂合用耐受性良好，但在左心室功能不全及传导功能障碍患者中资料尚不充分。本品可增加普萘洛尔生物利用度近 50%，因而在开始或停止两药合用时需调整普萘洛尔剂量。

2. 西咪替丁抑制细胞色素 P450 氧化酶影响本品首过代谢，可明显增加本品血药浓度峰值及药时曲线下面积。雷尼替丁仅使本品血药浓度升高，但不明显。

3. 有报告本品可使地高辛血药浓度增加 20%，但也有不影响的报告，虽然结果矛盾，但在开始、调整和停止本品治疗时应监测地高辛血药浓度，以免地高辛过量或不足。

4. 麻醉药对心肌收缩、传导、自律性都有抑制，并有血管扩张作用，可与本品产生协同作用，因此，两药合用时须调整剂量。

5. 本品可明显增加三唑仑和咪达唑仑血浆峰浓度及延长其消除半衰期。

6. 本品与卡马西平合用后，一些病例中可使卡马西平的血药浓度增高 40%~72%而导致毒性。

7. 在心、肾移植患者中发现，本品与环孢素合用时，环孢素的剂量应降低 15%~48%以保证环孢素的药物浓度与合用本品前相同。两者合用时应监测环孢素血浆药物浓度，特别在开始、调整剂量和停止使用本品时。环孢素对本品血浆药物浓度的影响尚未知。

8. 本品与利福平合用后可以明显降低本品血浆药物浓度及疗效。

【规格】片剂：30 mg。缓释片：30 mg。注射剂：10 mg；50 mg。

第二节 治疗慢性心功能不全的药物

一、地高辛

【其他名称】狄戈辛、强心素、拉诺辛、可力、Lanoxin。

【药理作用】

1. 正性肌力作用 本品选择性与心肌细胞膜 Na^+-K^+-ATP 酶结合而抑制该酶活性，使心肌细胞膜内外 Na^+-K^+主动偶联转运受损，心肌细胞内 Na^+浓度升高，从而使肌膜上 Na^+、Ca^{2+}交换趋于活跃，使细胞质内 Ca^{2+}增多，肌浆网内 Ca^{2+}储量亦增多，心肌兴奋时，有较多的 Ca^{2+}释放。心肌细胞内 Ca^{2+}浓度增高，激动心肌收缩蛋白，从而增加心肌收缩力。

2. 负性频率作用 由于其正性肌力作用，使衰竭心脏心排血量增加，血流动力学状态改善，消除交感神经张力的反射性增高，并增强迷走神经张力，因而减慢心率。此外，小剂量时提高窦房结对迷走神经冲动的敏感性，可增强其减慢心率作用。大剂量（通常接近中毒量）则可直接抑制窦房结、房室结和希氏束而呈现窦性心动过缓和不同程度的房室传导阻滞。

3. 心脏电生理作用 通过对心肌电活动的直接作用和对迷走神经的间接作用，降低窦房结自律性；提高浦肯野纤维自律性；减慢房室结传导速度，延长其有效不应期，导致房室结隐匿性传导增加，可减慢心房纤颤或心房扑动的心室率；由于本药缩短心房有效不应期，当用于房性心动过速和房扑时，可能导致心房率的加速和心房扑动转为心房纤颤；缩短浦氏纤维有效不应期。

【适应证】

1. 用于高血压、瓣膜性心脏病、先天性心脏病等所致的急性和慢性心功能不全，尤其适用于伴有快速心室率的心房颤动的心功能不全。对于肺源性心脏病、心肌严重缺血、活动性心肌炎及心外因素如严重贫血、甲状腺功能低下及维生素 B_1 缺乏症的心功能不全疗效差。

2. 用于控制伴有快速心室率的心房颤动、心房扑动患者的心室率及室上性心动过速。

【用法用量】

1. 片剂

（1）成人：常用 0.125~0.5 mg，每日 1 次，7 天可达稳态血药浓度；若达快速负荷量，可每 6~8 小时给药 0.25 mg，总剂量 0.75~1.25 mg/d；维持量，0.125~0.5 mg，每日 1 次。

（2）小儿：本品总量，早产儿，0.02～0.03 mg/kg；1 月以下新生儿，0.03～0.04 mg/kg；1 月～2 岁，0.05～0.06 mg/kg；2～5 岁，0.03～0.04 mg/kg；5～10 岁，0.02～0.035 mg/kg；10 岁或 10 岁以上，按照成人常用量。本品总量分 3 次或每 6～8 小时给予。维持量为总量的 1/5～1/3，分 2 次（每 12 小时 1 次）或每日 1 次。在小婴幼儿（尤其是早产儿）需密切监测血药浓度和心电图。近年通过研究证明，地高辛逐日给予一定剂量，经 6～7 天能在体内达到稳定的浓度而发挥全效作用，因此，病情不急而又易中毒者，可逐日按 5.5 μg/kg 给药，也能获得满意的治疗效果，并能减少中毒发生率。

2. 注射剂

（1）成人：静脉注射，0.25～0.5 mg，用 5%葡萄糖注射液稀释后缓慢注射，以后可用 0.25 mg，每隔 4～6 小时按需注射，但每日总量不超过 1 mg。维持量，0.125～0.5 mg，每日 1 次。

（2）小儿：静脉注射，按下列剂量分 3 次或每 6～8 小时给予。早产新生儿，0.015～0.025 mg/kg；足月新生儿，0.02～0.03 mg/kg；1 月～2 岁，0.04～0.05 mg/kg；2～5 岁，0.025～0.035 mg/kg；5～10 岁，0.015～0.03 mg/kg；10 岁或 10 岁以上，按照成人常用量。维持量：洋地黄化后 24 小时内开始。早产新生儿为洋地黄化总量的 20%～30%，分 2～3 次等分给予；足月新生儿、婴儿和 10 岁以下小儿，为洋地黄化总量的 25%～35%，分 2～3 次等分给予；10 岁或 10 岁以上，为洋地黄化总量的 25%～35%，每日 1 次。在小婴幼儿（尤其早产儿）需密切监测血药浓度和心电图。

【不良反应】

1. 常见的不良反应包括促心律失常作用、胃纳不佳或恶心、呕吐（刺激延髓中枢）、下腹痛、异常的无力、软弱。

2. 少见的反应包括视力模糊或色视（如黄视、绿视）、腹泻、中枢神经系统反应（如精神抑郁或错乱）。

3. 罕见的反应包括嗜睡、头痛、皮疹、荨麻疹（过敏反应）。

4. 在洋地黄的中毒表现中，促心律失常最重要，最常见者为室性期前收缩，约占促心律失常不良反应的 33%。其次为房室传导阻滞、阵发性或加速性交界性心动过速、阵发性房性心动过速伴房室传导阻滞、室性心动过速、窦性停搏、心室颤动等。儿童中心律失常比其他反应多见，但室性心律失常比成人少见。新生儿可有 PR 间期延长。

【禁忌】

1. 任何洋地黄类制剂中毒者禁用。

2. 室性心动过速、心室颤动禁用。

3. 梗阻性肥厚型心肌病（若伴收缩功能不全或心房颤动仍可考虑）禁用。

4. 预激综合征伴心房颤动或扑动禁用。

【注意事项】

1. 不宜与酸、碱类配伍。禁与钙盐注射剂合用。

2. 慎用　①低钾血症。②不完全性房室传导阻滞。③高钙血症。④甲状腺功能低下。⑤缺血性心脏病。⑥心肌梗死。⑦心肌炎。⑧肾功能损害。

3. 用药期间应注意随访检查　①血压、心率及心律。②心电图。③心功能监测。④电解质尤其钾、钙、镁。⑤肾功能。⑥疑有本品中毒时，应做血药浓度测定。过量时，由于蓄积性小，一般于停药后1~2天中毒表现可以消退。

4. 应用时注意监测地高辛血药浓度。

5. 应用本品剂量应个体化。

6. FDA 对本药的妊娠安全性分级为 C 级。

【药物相互作用】

1. 与两性霉素 B、皮质激素或失钾利尿剂如布美他尼、依他尼酸等同用时，可引起低血钾而致洋地黄中毒。

2. 与制酸药（尤其三硅酸镁）或止泻吸附药如白陶土、果胶、考来烯胺和其他阴离子交换树脂、柳氮磺吡啶、新霉素、对氨水杨酸同用时，可抑制强心苷吸收而导致强心苷作用减弱。

3. 与抗心律失常药、钙盐注射剂、可卡因、泮库溴胺、萝芙木碱、琥珀胆碱及拟肾上腺素类药同用时，可因作用相加而导致心律失常。

4. 严重或完全性房室传导阻滞且正常血钾的洋地黄化患者不应同时应用钾盐，但噻嗪类利尿剂与本品同用时，常须给予钾盐，以防止低钾血症。

5. β 受体阻滞剂与本品同用，有导致房室传导阻滞发生严重心动过缓的可能，应重视。但并不排除 β 受体阻滞剂用于洋地黄不能控制心室率的室上性快速心律失常。

6. 与奎尼丁同用，可使本品血药浓度提高约 1 倍，提高程度与奎尼丁用量相关，甚至可达到中毒浓度，即使停用地高辛，其血药浓度仍继续上升，这是奎尼丁从组织结合处置换出地高辛，减少其分布容积之故。两药合用时应酌减地高辛用量 1/2~1/3。

7. 与维拉帕米、地尔硫䓬、胺碘酮合用，由于降低肾及全身对地高辛的清除率而提高其血药浓度，可引起严重心动过缓。

8. 螺内酯可延长本品半衰期，需调整剂量，或给药间期监测本品的血药浓度。

9. 血管紧张素转化酶抑制剂及其受体拮抗剂可使本品血药浓度增高。

10. 依酚氯铵与本品合用可致明显心动过缓。

11. 吲哚美辛可减少本品的肾清除，使本品半衰期延长，有中毒危险，需监测血药浓度及心电图。

12. 与肝素同用，由于本品可能部分抵消肝素的抗凝作用，需调整肝素用量。

13. 洋地黄化时静脉用硫酸镁应极其谨慎，尤其是也静注钙盐时，可发生心脏传导阻滞。

14. 红霉素由于改变胃肠道菌群，可增加本品在胃肠道的吸收。

15. 甲氧氯普胺因促进肠道运动而减少地高辛的生物利用度约 25%。普鲁本辛因抑制肠道蠕动而提高地高辛生物利用度约 25%。

【规格】片剂：0.25 mg。注射剂：2 mL：0.5 mg。

二、去乙酰毛花苷

【其他名称】毛花强心丙、西地兰 D。

【药理作用】同地高辛。

【适应证】

1. 主要用于心力衰竭。由于其作用较快，适用于急性心功能不全或慢性心功能不全急性加重的患者。

2. 用于控制伴快速心室率的心房颤动、心房扑动患者的心室率。

3. 用于终止室上性心动过速（已少用）。

【用法与用量】静脉注射。

1. 成人　用 5%葡萄糖注射液稀释后缓慢注射，首剂 0.4~0.6 mg，以后每 2~4 小时可再给 0.2~0.4 mg，总量 1~1.6 mg。

2. 小儿　按下列剂量分 2~3 次间隔 3~4 小时给予：早产儿和足月新生儿或肾功能减退、心肌炎患儿，0.022 mg/kg；2 周~3 岁，0.025 mg/kg。本品静脉注射获满意疗效后，可改用地高辛常用维持量以保持疗效。

【不良反应】同地高辛。

【禁忌】同地高辛。

【注意事项】

1. 过量时，由于蓄积性小，一般于停药后 1~2 天中毒表现可以消退。

2. 以下情况慎用　①低钾血症。②不完全性房室传导阻滞。③高钙血症。④甲状腺功能低下。⑤缺血性心脏病。⑥急性心肌梗死早期。⑦心肌炎活动期。⑧肾功能损害。

3. 用药期间应注意随访检查　①血压、心率及心律。②心电图。③心功能监测。④电解质尤其钾、钙、镁。⑤肾功能。⑥疑有洋地黄中毒时，应做地高辛血药浓度测定。

【药物相互作用】同地高辛。

【规格】注射剂：1 mL：0.2 mg；2 mL：0.4 mg。

三、毒毛花苷 K

【其他名称】毒毛旋花子苷 K、毒毛苷 K、Strophatin K、Strofan K。

【药理作用】本品系从康吡毒毛旋花种子中提取的强心苷，其化学极性高，脂溶性低，为常用的高效、速效、短效强心苷。

1. 正性肌力作用　本品选择性地与心肌细胞膜 Na^+-K^+-ATP 酶结合而抑制该酶活性，使心肌细胞膜内外 Na^+-K^+主动偶联转运受损，心肌细胞内 Na^+浓度升高，从而使肌膜上 Na^+、Ca^{2+}交换趋于活跃，使细胞质内 Ca^{2+}增多，肌浆网内 Ca^{2+}储量亦增多，心肌兴奋时，有较多的 Ca^{2+}释放。心肌细胞内 Ca^{2+}浓度增高，激动心肌收缩蛋白，从而增加心肌收缩力。

2. 负性频率作用　由于其正性肌力作用，血流动力学状态改善，消除交感神经张力反射性增高，增强迷走神经张力，因而减慢心率，延缓房室传导。

3. 心脏电生理作用　降低窦房结自律性；提高浦肯野纤维自律性；减慢房室结传导速度，延长其有效不应期，导致房室结隐匿性传导增加，可减慢心房纤颤或心房扑动的心室率；由于本药缩短心房有效不应期，当用于房性心动过速和房扑时，可能导致心房率的加速和心房扑动转为心房纤颤；缩短浦肯野纤维有效不应期。

4. 心外作用　中毒量的强心苷可致中枢神经兴奋，出现头痛、头晕、疲倦和嗜睡，有时可出现神经痛，面部下 1/3 区痛，表现类似三叉神经痛。因兴奋延脑极后区催吐化学感受区而致呕吐，严重者甚至引发行为异常和精神症状，尤其易发生于动脉硬化症的老人，如定向困难、失语、幻觉和谵妄等。由于强心苷影响视神经功能，甚至引发球后视神经炎而发生视神经障碍，如视力模糊、复视及色视（黄视或绿视症）。中毒量强心苷对中枢交感神经的兴奋致使交感神经张力过高，是强心苷诱发心律失常的神经性因素。强心苷对人的动脉和静脉有直接收缩作用。

5. 中毒浓度强心苷的电生理影响　强心苷明显抑制心肌细胞膜 Na^+-K^+-ATP 酶，使 Na^+浓度急骤增高，K^+浓度明显降低，致使心肌细胞膜最大舒张电位降低，自律性增高，心肌、浦肯野纤维兴奋下降，房室结、浦肯野纤维以及心肌传导速度延缓，呈现不同程度的房室传导阻滞。中毒量强心苷还可使心肌细胞内 Ca^{2+}浓度过高，Ca^{2+}呈超负荷状态，使细胞内 Ca^{2+}贮库振荡性地释出和

再摄取 Ca^{2+}，同时细胞膜对 Na^{+} 通透性增高，激发短暂的内向电流，心肌细胞膜出现滞后去极化，引起心肌触发活动，这是中毒量强心苷诱发心律失常的机制之一。

【适应证】本品适用于急性充血性心力衰竭，特别适用于洋地黄无效的患者，亦可用于心率正常或心率缓慢的心房颤动的急性心力衰竭患者。

【用法用量】静脉注射。

1. 成人　首剂 0.125～0.25 mg，加入 10%葡萄糖注射液 20～40 mL 内缓慢注入（时间不少于 5 分钟），2 小时后按需要重复再给一次 0.125～0.25 mg，总量每天 0.25～0.5 mg。极量：静脉注射一次 0.5 mg，一日 1 mg。病情好转后，可改用洋地黄口服制剂。成人致死量为 10 mg。

2. 小儿　按体重 0.007～0.01 mg/kg 或按体表面积 0.3 mg/m^2，首剂给予一半剂量，其余分成几个相等部分，间隔 0.5～2 小时给予。

【不良反应】参见地高辛。

【禁忌】

1. 急性心肌炎、感染性心内膜炎、晚期心肌硬化等患者禁用。

2. 其余同地高辛。

【注意事项】本品毒性剧烈，过量时可引起严重心律失常。

1. 近 1 周内用过洋地黄制剂者，不宜应用，以免发生中毒危险。

2. 已用全效量洋地黄者禁用，停药 7 天后慎用。

3. 不宜与碱性溶液配伍。

4. 本品慎用于　①低钾血症。②不完全性房室传导阻滞。③高钙血症。④甲状腺功能低下。⑤缺血性心脏病。⑥急性心肌梗死早期。⑦活动心肌炎。⑧肾功能损害。⑨房性或室性期前收缩者。

5. 皮下注射或肌内注射可以引起局部炎症反应，一般仅用于静脉注射。

6. 强心苷中毒，一般会有恶心、呕吐、厌食、头痛、眩晕等，首先应鉴别是由于心功能不全加重，还是强心苷过量所致，因前者需调整剂量，后者则宜停药。

7. 用药期间忌用钙剂。

8. 用药期间应注意随访检查　①血压、心率及心律。②心电图。③心功能监测。④电解质尤其钾、钙、镁。⑤肾功能。⑥疑有本品中毒时，应做血药浓度测定。

【药物相互作用】

1. 与两性霉素 B、皮质激素或失钾利尿剂如布美他尼、依他尼酸等同用时，可引起低血钾而致洋地黄中毒。

2. 与抗心律失常药、钙盐注射剂、可卡因、泮库溴胺、萝芙木碱、琥珀胆碱及拟肾上腺素类药同用时，可因作用相加而导致心律失常。

3. 血钾正常的严重或完全性房室传导阻滞的洋地黄化患者不应同时应用钾盐，噻嗪类利尿剂与本品同用时，常须给予钾盐，以防止低钾血症。

4. β受体阻滞剂与本品同用，有导致房室传导阻滞发生严重心动过缓的可能。但并不排除洋地黄不能控制心室率的室上性快速心律失常时应用β受体阻滞剂。

5. 与奎尼丁同用，可使本品血药浓度提高约1倍，提高程度与奎尼丁用量相关，甚至可达到中毒浓度。

6. 与维拉帕米、地尔硫䓬、胺碘酮合用，由于降低肾及全身对强心苷的清除率而提高其血药浓度，可引起严重心动过缓。

7. 螺内酯可延长本品半衰期，需调整剂量，或给药间期监测本品的血药浓度。

8. 血管紧张素转化酶抑制剂及其受体拮抗剂可使本品血药浓度增高。

9. 依酚氯铵与本品合用可致明显心动过缓。

10. 吲哚美辛可减少本品的肾清除，使本品半衰期延长，有中毒危险，需监测血药浓度及心电图。

11. 与肝素同用，由于本品可能部分抵消肝素的抗凝作用，需调整肝素用量。

12. 应用本品时静脉注射硫酸镁应极其谨慎，尤其是静注钙盐时，可发生心脏传导阻滞。

【规格】注射剂：1 mL：0. 25 mg；2 mL：0. 5 mg。

四、氨力农

【其他名称】氨双吡酮、氨吡酮、氨利酮、Inocor、Wincoram。

【药理作用】本品为磷酸二酯酶抑制剂，其作用机制尚未完全阐明，试验证明本品具有正性肌力作用和血管扩张作用。正性肌力作用主要是通过抑制磷酸二酯酶，使心肌细胞内环磷酸腺苷（cAMP）浓度增高，细胞内钙增加，心肌收缩力加强，心排血量增加，与肾上腺素β_1受体或心肌细胞Na^+-K^+-ATP酶无关。其血管扩张作用可能是直接作用于小动脉，或心功能改善后交感神经的兴奋减轻而降低心脏前、后负荷，降低左心室充盈压，改善左室功能，增加心脏指数，但对平均动脉压和心率无明显影响。

【适应证】适用于对洋地黄、利尿剂、血管扩张剂治疗无效或效果欠佳的各种原因引起的急慢性顽固性充血性心力衰竭。

【用法用量】粉针剂每支加注射用氨力农溶剂1支温热，振摇，完全溶解后，再用适量的生理盐水稀释后使用负荷量0.5～1.0 mg/kg，5～10分钟缓慢静脉注射，继续以5～10 μg/(kg·min)静脉滴注，单次剂量最大不超过2.5 mg/kg，每日最大量小于10 mg/kg，疗程不超过2周。

【不良反应】可有胃肠反应、血小板减少（用药后2～4周）、室性心律失常、低血压及肝肾功能损害。偶可致过敏反应，出现发热、皮疹，偶有胸痛、呕血、肌痛、精神症状、静脉炎及注射局部有刺激。长期口服不良反应大，甚至导致死亡率增加。口服制剂已不再应用。

【禁忌】严重低血压者禁用。

【注意事项】

1. 氨力农在溶媒中成盐速度较慢，需40～60℃温热、振摇，溶解完全后方可稀释使用。静脉注射用生理盐水稀释成1～3 mg/mL溶液。

2. 用药期间应监测心率、心律、血压，必要时调整剂量。

3. 不宜用于严重瓣膜狭窄病变及肥厚梗阻性心肌病患者。

4. 合用强利尿剂时，可使左室充盈压过度下降，并需注意水、电解质平衡。

5. 对房扑、房颤患者，因可增加房室传导作用导致心室率增快，宜先用洋地黄制剂控制心室率。

6. 肝肾功能损害者慎用。

7. 尚无用于心肌梗死、孕妇、哺乳妇女及儿童的经验，使用时应慎重。FDA对本药的妊娠安全性分级为C级。

8. 本品必须先用注射氨力农溶剂溶解，再以生理盐水稀释后使用，不能用含右旋糖酐或葡萄糖的溶液稀释。

9. 与呋塞米混用立即产生沉淀。

【药物相互作用】

1. 与丙吡胺同用可导致血压过低。

2. 与常用强心、利尿、扩血管药合用，尚未见不良相互作用。

3. 与硝酸酯类合用有相加效应。

4. 应用期间不增加洋地黄的毒性，不增加心肌耗氧量，未见对缺血性心脏病增加心肌缺血的征象，故不必停用洋地黄、利尿剂及血管扩张剂。

【规格】注射剂：2 mL：50 mg；2 mL：100 mg。粉针剂：50 mg。

五、米力农

【其他名称】甲氰吡酮、米利酮、Corotrope、Primacor。

【药理作用】本品是磷酸二酯酶抑制剂，为氨力农的同类药物，作用机制与氨力农相同。口服和静注均有效，兼有正性肌力作用和血管扩张作用。其作用较氨力农强 10~30 倍。耐受性较好。本品正性肌力作用主要是通过抑制磷酸二酯酶，使心肌细胞内环磷酸腺苷（cAMP）浓度增高，细胞内钙增加，心肌收缩力加强，心排血量增加，而与肾上腺素 β_1 受体或心肌细胞 Na^+-K^+-ATP 酶无关。其血管扩张作用可能是直接作用于小动脉所致，可降低心脏前、后负荷，降低左心室充盈压，改善左室功能，增加心脏指数，但对平均动脉压和心率无明显影响。米力农的心血管效应与剂量有关，小剂量时主要表现为正性肌力作用，当剂量加大，逐渐达到稳态的最大正性肌力效应时，其扩张血管作用也可随剂量的增加而逐渐加强。本品对伴有传导阻滞的患者较安全。

【适应证】适用于对洋地黄、利尿剂、血管扩张剂治疗无效或效果欠佳的各种原因引起的急慢性顽固性充血性心力衰竭。

【用法用量】静脉注射，负荷量 25~75 μg/kg，5~10 分钟缓慢静注，以后每分钟 0. 25~1. 0 μg/kg 静滴维持。每日最大剂量不超过 1. 13 mg/kg。

【不良反应】较氨力农少见。少数有头痛、室性心律失常、无力、血小板计数减少等。过量时可有低血压、心动过速。长期口服因不良反应大，可导致远期死亡率升高，已不再应用。

【禁忌】尚未明确。

【注意事项】

1. 用药期间应监测心率、心律、血压，必要时调整剂量。

2. 不宜用于严重瓣膜狭窄病变及梗阻性肥厚型心肌病患者。急性缺血性心脏病患者慎用。

3. 合用强利尿剂时，可使左室充盈压过度下降，且易引起水、电解质失衡。

4. 对房扑、房颤患者，因可增加房室传导作用导致心室率增快，宜先用洋地黄制剂控制心室率。

5. 肝肾功能损害者慎用。

6. 尚无用于心肌梗死、孕妇及哺乳妇女、儿童的资料，应慎重。FDA 对本药的妊娠安全性分级为 C 级。

【药物相互作用】

1. 与丙吡胺同用可导致血压过低。

2. 与常用强心、利尿、扩血管药合用，尚未见不良相互作用。

3. 与硝酸酯类合用有相加效应。

4. 本品有加强洋地黄的正性肌力作用，故应用期间不必停用洋地黄。

5. 与呋塞米混合立即产生沉淀。

【规格】注射剂：5 mL：5 mg。

第三节 抗心律失常药

一、奎尼丁

【其他名称】奎宁丁、奎宁定。

【药理作用】本品为Ⅰa类抗心律失常药，对细胞膜有直接作用，主要抑制钠离子的跨膜运动，影响动作电位0相。抑制心肌的自律性，特别是异位兴奋点的自律性，降低传导速度，延长有效不应期，减低兴奋性，对心房不应期的延长较心室明显，缩短房室交界区的不应期，提高心房、心室肌的颤动阈。其次抑制钙离子内流，降低心肌收缩力。通过抗胆碱能作用间接对心脏产生影响。大剂量可阻断β受体，产生扩血管作用及低血压。奎尼丁的有效血药浓度为3~6 mg/L，8 mg/L以上可发生严重不良反应。肌内注射及静注已不再使用。

【适应证】主要适用于心房颤动或心房扑动经电转复后的维持治疗。

【用法用量】成人应先试服0.2 g，观察有无过敏及特异质反应。成人常用量：一次0.2~0.3 g，每日3~4次。用于转复心房颤动或心房扑动，第一日一次0.2 g，每2小时1次，连续5次，如无不良反应，第二日增至每次0.3 g，第三日每次0.4 g，每2小时1次，连续5次。每日总量不宜超过2.4 g。恢复窦性心律后改为维持量，一次0.2~0.3 g，每日3~4次。成人处方极量：每日3 g（一般每日不宜超过2.4 g），应分次给予。

【不良反应】本品治疗指数低，约1/3的患者发生不良反应。

1. 心血管系统　本品有促心律失常作用，产生心脏停搏及传导阻滞，较多见于原有心脏病患者，也可发生室性期前收缩、室性心动过速及室颤。心电图可出现PR间期延长、QRS波增宽，一般与剂量有关。可使心电图QT间期明显延长，诱发室性心动过速（扭转性室性心动过速）或室颤，可反复自发自停，发作时伴晕厥现象，此作用与剂量无关，可发生于血药浓度尚在治疗范围内或以下时。本品可使血管扩张产生低血压，个别可发生脉管炎。

2. 消化系统　很常见，包括恶心、呕吐、痛性痉挛、腹泻、食欲下降、小叶性肝炎及食管炎。

3. 金鸡纳反应　可产生耳鸣、胃肠道障碍、心悸、惊厥、头痛及面红。视力障碍如视物模糊、畏光、复视、色觉障碍、瞳孔散大、暗点及夜盲。其他如听力障碍、发热、局部水肿、眩晕、震颤、兴奋、昏迷、忧虑甚至死亡。一般与剂量有关。

4. 特异质反应　头晕、恶心、呕吐、冷汗、休克、青紫、呼吸抑制或停止。与剂量无关。

5. 过敏反应　各种皮疹，尤以荨麻疹、瘙痒多见，尚可见发热、哮喘、肝炎及虚脱。与剂量无关。

6. 肌肉　使重症肌无力加重，使碱性磷酸酶增高。

7. 血液系统　血小板减少、急性溶血性贫血、粒细胞减少、白细胞核左移、中性粒细胞减少。

【禁忌】

1. 对该药过敏者或曾应用该药引起血小板减少性紫癜者禁用。

2. 心源性休克、严重肝或肾功能损害、洋地黄中毒者禁用。

3. 没有起搏器保护的Ⅱ度或Ⅲ度房室传导阻滞者禁用。

【注意事项】

1. 对于可能发生完全性房室传导阻滞（如地高辛中毒、Ⅱ度房室传导阻滞、严重室内传导障碍等）而无起搏器保护的患者，要慎用。

2. 饭后2小时或饭前1小时服药并多次饮水可加快吸收，血药浓度的峰值出现提早、升高。与食物或牛奶同服可减少对胃肠道的刺激，不影响生物利用度。

3. 当每日口服量超过1.5 g时，或给有不良反应的高危患者用药，应住院，监测心电图及血药浓度。每天超过2 g时应特别注意心脏毒性。

4. 转复心房扑动或心房颤动时，为了防止房室间隐匿性传导减轻而导致1∶1下传，应先用洋地黄制剂或β受体阻滞剂，以免室率过快。

5. 长期用药需监测肝肾功能，若出现严重电解质紊乱或肝肾功能异常时需立即停药。

6. 加强心电图检测，QRS间期超过药前20%应停药。

7. FDA对本药的妊娠安全性分级为C级。

【药物相互作用】

1. 与其他抗心律失常药合用时可致作用相加，维拉帕米、胺碘酮可使本品血药浓度上升。

2. 与口服抗凝药合用可使凝血因子进一步减少，也可减少本品与蛋白的结合，故需注意调整合用时及停药后的剂量。

3. 苯巴比妥及苯妥英钠可以增加本品的肝内代谢，使血浆半衰期缩短，应酌情调整剂量。

4. 本品可使地高辛血清浓度增高以致达中毒水平，也可使洋地黄毒苷血清浓度升高，故应监测血药浓度及调整剂量。在洋地黄过量时本品可加重心律失常。

5. 与抗胆碱药合用，可增加抗胆碱能效应。

6. 可减弱拟胆碱药的效应，应按需调整剂量。

7. 本品可使神经肌肉阻滞药尤其是筒箭毒碱、琥珀胆碱及泮库溴铵的呼吸抑制作用增强及延长。

8. 尿液的碱化药如乙酰唑胺、大量柠檬汁、抗酸药或碳酸氢盐等，可增加肾小管对本品的重吸收，以至常用量就出现毒性反应。

9. 与降压药、扩血管药及β受体阻滞剂合用，本品可加剧降压及扩血管作用；与β受体阻滞剂合用时还可加重对窦房结及房室结的抑制作用。

10. 利福平可增加本品的代谢，使血药浓度降低。

11. 异丙肾上腺素可能加重本品过量所致的心律失常，但对QT间期延长致的扭转性室速有利。

【规格】片剂：0.2 g。

二、丙吡胺

【其他名称】双异丙吡胺、吡二丙胺、异搏停、达舒平、诺佩斯、Norpace。

【药理作用】本品属Ⅰa类抗心律失常药。其电生理及血流动力学类似奎尼丁，具有抑制钠离子快内流作用，延长动作电位及有效不应期，减低心房和附加束的传导速度，降低心肌传导纤维的自律性，抑制心房及心室肌的兴奋性，减低心肌收缩力。此外有较明显的抗胆碱作用，故可能使窦房结频率及房室交界区传导速度加快，但原有病态窦房结综合征或房室传导障碍者病情仍可加重。

【适应证】本品曾用于治疗各种心律失常，但由于其促心律失常作用，现仅推荐用于其他药物无效的危及生命的室性心律失常。

【用法用量】

1. 普通片　口服，成人常用量，首次0.2 g，以后每次0.1～0.15 g，每6小时1次。应根据需要及耐受程度调整用量，每日最大剂量不超过0.8 g。

2. 缓释片　一次0.2 g，一日2次。

3. 注射液　静脉注射，按体重1～2 mg/kg，最大量不宜超过0.15 g。可以氯化钠注射液、5%葡萄糖注射液或乳酸钠注射液稀释，静注5分钟，必要时给药后20分钟重复一次，最大总量不应超过0.3 g，再加上口服药量，每日最大量不应超过0.8 g。

【不良反应】

1. 心血管系统　①过量可致呼吸暂停，神志丧失，心脏停搏，传导阻滞及室性心律失常，心电图出现 PR 间期延长、QRS 波增宽及 QT 延长，扭转性室速及室颤。②负性肌力作用是本品最重要的不良反应，可使 50%患者心力衰竭复发或加重，无心力衰竭史者发生心力衰竭的机会少于 5%，可致低血压，甚至休克。③已有报道静注可产生明显的冠状动脉收缩。

2. 抗胆碱作用　是本品最常见的不良反应，有口干、尿潴留、尿频、尿急、便秘、视力模糊、青光眼加重等。

3. 胃肠道　恶心、呕吐、厌食、腹泻。

4. 肝脏　肝脏胆汁淤积或肝功能不正常。

5. 血液系统　粒细胞减少。

6. 神经系统　失眠、精神抑郁或失常。

7. 其他　低血糖、阳痿、水潴留、静注时血压升高、过敏性皮疹、光敏性皮炎、潮红及紫癜也偶有发生。

【禁忌】

1. Ⅱ度或Ⅲ度房室传导阻滞及双束支传导阻滞者禁用（除非已有起搏器）。

2. 病态窦房结综合征患者禁用。

3. 心源性休克患者禁用。

4. 青光眼患者禁用。

5. 尿潴留患者禁用。

6. 重症肌无力患者禁用。

【注意事项】

1. 首次服 0.3 g 后 0.5~3 小时可达治疗作用，但不良反应也相应增加。

2. 心肌病或可能产生心功能不全者不宜用负荷量，并应严密监测血压及心功能情况。

3. 剂量应根据疗效及耐受性个体化给药，并逐渐增量。肝、肾功能不全者及体重轻者应适当减量。

4. 服用硫酸奎尼丁或盐酸普鲁卡因胺者如需换用本品，应先停服硫酸奎尼丁 6~12 小时或盐酸普鲁卡因胺 3~6 小时。

5. 血液透析可清除本品，故透析后可能需加一次药。

6. 肾功能受损者应依据肾功能适当减量。

7. 对诊断的干扰　①血糖减低（原因不明）。②心电图 QRS 波增宽，PR 及 QT 间期延长。

8. 下列情况应慎用　①对本品过敏者。②Ⅰ度房室或室内传导阻滞。③肾衰竭。④未经治疗控制的充血性心力衰竭或有心力衰竭史者。⑤广泛心肌损害，如心肌病等。⑥低血压。⑦肝功能受损者。⑧低钾血症。

9. 用药期间应注意随访检查 ①血压。②心电图：QRS 增宽超过 25%时应停药。③心功能监测。④肝、肾功能。⑤眼压。⑥血清钾（治疗前及治疗中定期测定）。

10. 治疗房颤或房扑时，宜先行洋地黄化，以免心室率增快。

11. 避免与负性肌力作用药物β受体阻滞剂、钙离子通道阻滞剂或抑制窦房结功能药物并用。

12. FDA 对本药的妊娠安全性分级为 C 级。

【药物相互作用】

1. 与其他抗心律失常药合用时，可进一步延长传导时间，抑制心功能。

2. 中至大量乙醇与之合用由于协同作用，低血糖及低血压发生机会增多。

3. 与华法林合用时，抗凝作用可更明显。

4. 与药酶诱导剂如苯巴比妥、苯妥英钠及利福平同用，可诱导本品的代谢。在某些患者中本品可诱导自身的代谢。

【规格】普通片：0.1 g。缓释片：0.1 g。注射液：2 mL：50 mg；2 mL：100 mg。

三、阿普林定

【其他名称】安博律定、茚满丙二胺、茚丙胺、Amidonal。

【药理作用】本品属Ⅰb 类抗心律失常药物，其局部麻醉作用约为利多卡因的 24 倍。主要抑制细胞膜对 Na^+的通透性，但不促进 K^+外流，能减慢心脏传导系统各部分的传导，降低膜反应性，提高兴奋阈值，延长心房、房室结、希氏束-浦肯野系统和心室的有效不应期，阻滞旁路的前向和逆向传导。

【适应证】用于频发的室性和房性期前收缩，阵发性室性、房性心动过速，预激综合征并发室上性心动过速等。

【用法用量】

1. 口服 首次一般为 100 mg，其后 6~8 小时 50~100 mg，当日不超过 300 mg，2~3 日内每日各 100~150 mg，分 2~3 次服，此后逐渐减至维持量，维持量为每日 50~100 mg。

2. 静脉滴注 首次 100~200 mg，用 5%~10%葡萄糖注射液 100~200 mL 稀释，滴速 2~5 mL/min，30 分钟滴完，每日不超过 300 mg。

3. 静脉推注 每次 25~50 mg。

儿童及老弱者用量酌减。

【不良反应】个别患者可有眩晕、共济失调、感觉异常、幻视、复视、记忆障碍、手颤。严重的可发生癫痫样抽搐，亦可见恶心、呕吐、腹泻。偶见

ALT 升高、胆汁淤积性黄疸和粒细胞缺乏症等特异质反应。

【禁忌】

1. 中度、重度房室传导阻滞及重度室内传导阻滞患者禁用。

2. 有癫痫样发作史患者禁用。

3. 黄疸或血常规异常患者禁用。

4. 严重心功能不全患者禁用。

5. 对本品过敏者禁用。

【注意事项】

1. 本品必须在医生的指导下使用。对于有器质性心脏病的患者，特别是有心肌缺血和心功能不全者应慎用。

2. 个别患者如有眩晕、感觉异常、恶心、手颤等不良反应，减量或停药即可消失。

3. 肝肾功能不全、老年患者、帕金森病、有精神病史者慎用。

4. 给药过程中定期进行血常规检查（白细胞）、肝肾功能检查，心电图出现异常应停药。

5. 服药期间应同时口服地西泮与维生素 B_6，以防止癫痫样抽搐发作。如有癫痫样抽搐发作，立即肌内注射地西泮，同时减量服用。

【药物相互作用】同时应用普鲁卡因或利多卡因作浸润麻醉时，应停药或减量治疗 2~3 天，不得与其他抗心律失常药并用。

【规格】片剂：25 mg；50 mg。注射液：10 mL：100 mg。

四、美西律

【其他名称】慢心律、脉律定、脉舒律、Mexitil。

【药理作用】本品属Ⅰb 类抗心律失常药，可以抑制心肌细胞钠内流，降低动作电位 0 相除极速度，缩短浦肯野纤维的有效不应期。在心脏传导系统正常的患者中，本品对心脏冲动的产生和传导作用不大，临床试验中未发现本品引起Ⅱ度或Ⅲ度房室传导阻滞。本品不延长心室除极和复极时程，因此可用于 QT 间期延长的室性心律失常。该药具有抗心律失常、抗惊厥及局部麻醉作用。对心肌的抑制作用较小。美西律的有效血药浓度为 0.5~2 μg/mL，中毒血药浓度与有效血药浓度相近，少数患者在有效血药浓度时即可出现严重不良反应。

【适应证】主要用于慢性室性心律失常，如室性期前收缩、室性心动过速。

【用法用量】

1. 口服　首次 200~300 mg，必要时 2 小时后再服 100~200 mg。一般维持量每日 400~800 mg，分 2~3 次服。成人极量为每日 1 200 mg，分次口服。

2. 注射　静脉注射，开始量 100 mg，加入 5%葡萄糖注射液 20 mL 中，缓慢静注 3~5 分钟。如无效，可在 5~10 分钟后再给 50~100 mg。然后以 1.5~2 mg/min的速度静滴 3~4 小时后滴速减至 0.75~1 mg/min。并维持 24~48 小时。

【不良反应】20%~30%患者口服发生不良反应。

1. 消化系统反应　最常见，包括恶心、呕吐等，有肝功能异常的报道，包括 GOT 增高。

2. 神经系统反应　为第二位常见不良反应。包括头晕、震颤（最先出现手细颤）、共济失调、眼球震颤、嗜睡、昏迷及惊厥、复视、视物模糊、精神失常、失眠。

3. 心血管系统反应　窦性心动过缓及窦性停搏一般较少发生。偶见胸痛、室性心动过速、低血压及心力衰竭加剧。治疗包括停药、用阿托品、升压药、起搏器等。

4. 过敏反应　皮疹。

5. 其他　极个别有白细胞及血小板减少。

【禁忌】心源性休克、Ⅱ度或Ⅲ度房室传导阻滞、病窦综合征者禁用。

【注意事项】

1. 本品在危及生命的心律失常患者中有使心律失常恶化的可能。在程序刺激试验中，此种情况见于 10%的患者，但不比其他抗心律失常药高。

2. 本品可用于已安装起搏器的Ⅱ度和Ⅲ度房室传导阻滞患者，有临床试验表明在Ⅰ度房室传导阻滞的患者中应用较安全，但要慎用。

3. 本品可引起严重心律失常，多发生于恶性心律失常患者。

4. 在低血压和严重充血性心力衰竭患者中慎用。

5. 肝功能异常者慎用。

6. 室内传导阻滞或严重窦性心动过缓者慎用。

7. 用药期间注意随访检查血压、心电图、血药浓度。

8. FDA 对本药的妊娠安全性分级为 C 级。

【药物相互作用】

1. 本品与常用的抗心绞痛、抗高血压和抗纤溶药物合用未见相互影响。

2. 本品与奎尼丁、普萘洛尔或胺碘酮合用治疗效果更好，可用于单用一种药物无效的顽固室性心律失常，但不宜与Ⅰb 类药物合用。

3. 如果苯妥英钠或其他肝酶诱导剂如利福平和苯巴比妥等与美西律合用，可以降低本品的血药浓度。

4. 苯二氮䓬类药物不影响本品的血药浓度。

5. 本品与地高辛、利尿剂、普萘洛尔合用不影响心电图 PR、QRS 和 QT 间期。

6. 在急性心肌梗死早期，吗啡使本品吸收延迟并减少，可能与胃排空延迟有关。

7. 制酸药可减低口服本品时的血药浓度，但也可因尿 pH 增高致血药浓度升高。

【规格】片剂：50 mg；100 mg；250 mg。胶囊剂：50 mg；100 mg；400 mg。注射剂：2 mL：100 mg。

五、莫雷西嗪

【其他名称】吗拉西嗪、乙吗噻嗪、安脉静、Aetmozine、Ethmozine。

【药理作用】本品属Ⅰ类抗心律失常药，具体分类尚有不同意见。它可抑制 Na^+ 快内流，具有膜稳定作用，缩短2相和3相复极及动作电位时间，缩短有效不应期。对窦房结自律性影响很小，但可延长房室及希-浦系统的传导。本品血流动力学作用轻微，在严重器质性心脏病患者可使心力衰竭加重。

【适应证】适用于室性心律失常，包括室性期前收缩及室性心动过速。对冠心病、心绞痛、高血压等患者的心律失常具有显著疗效。

【用法用量】

1. 口服　剂量应个体化，在应用本品前，应停用其他抗心律失常药物 1~2 个半衰期。成人常用量 150~300 mg，每 8 小时 1 次，极量为每日 900 mg。

2. 注射　肌内注射或静脉注射。以 2. 5%溶液 2 mL，加于 1~2 mL 0. 5%普鲁卡因中肌内注射，或加于 10 mL 0. 9%氯化钠注射液或 5%葡萄糖注射液中于 2~5 分钟内缓慢静脉注射，每日 2 次。对阵发性心动过速，可缓慢静脉注射 2. 5%溶液 4 mL。

【不良反应】有头晕、恶心、头痛、乏力、嗜睡、腹痛、消化不良、呕吐、出汗、感觉异常、口干、复视等。致心律失常作用的发生率约 3. 7%。

【禁忌】

1. Ⅱ度或Ⅲ度房室传导阻滞及双束支传导阻滞且无起搏器者应禁用。

2. 心源性休克与过敏者禁用。

【注意事项】

1. 试验证实，本品在心肌梗死后无症状的非致命性室性心律失常患者中可增加 2 周内的死亡率，长期应用也未见到对改善生存有益，故应慎用于此类患者。

2. 注意促心律失常作用与原有心律失常加重的鉴别，用药早期最好能进行监测。

3. 下列情况应慎用 ①Ⅰ度房室传导阻滞和室内传导阻滞。②肝或肾功能不全。③严重心衰。

4. 用药期间应注意随访检查血压、心电图及肝功能。

【药物相互作用】

1. 西咪替丁可使本品血药浓度增加1.4倍，同时应用时本品应减少剂量。

2. 本品可使茶碱类药物清除增加，半衰期缩短。

3. 本品与华法林共用时可改变后者对凝血因子时间的作用。在华法林抗凝的患者开始用本品或停用本品时应进行监测。

【规格】片剂：50 mg。注射液：2 mL：50 mg。

六、普罗帕酮

【其他名称】丙胺苯丙酮、心律平、利他月疗、Fenopraine、Rytmonorm。

【药理作用】

1. 本品属于Ⅰc类抗心律失常药。离体动物心肌的实验结果表明，0.5～1 μg/min时可降低收缩期的去极化作用，因而延长传导时间，动作电位的持续时间及有效不应期也稍有延长，并可提高心肌细胞阈电位，明显减少心肌的自发兴奋性。它既作用于心房、心室（主要影响浦肯野纤维，对心肌的影响较小），也作用于兴奋的形成及传导。临床资料表明，治疗剂量（口服300 mg及静注30 mg）时可降低心肌的应激性，作用持久，PQ间期及QRS时间均增加，延长心房及房室结的有效不应期，它对各种类型的实验性心律失常均有对抗作用。

抗心律失常作用与其膜稳定作用及竞争性β受体阻断作用有关。它有微弱的钙离子通道阻滞作用（维拉帕米比其强100倍），尚有轻度的抑制心肌作用，增加末期舒张压，减少搏出量，其作用均与用药的剂量成正比。它还有轻度的降压和减慢心率作用。

2. 离体实验表明普罗帕酮能松弛冠状动脉及支气管平滑肌。

3. 它具有与普鲁卡因相似的局部麻醉作用。

【适应证】用于阵发性室性心动过速及室上性心动过速（包括伴预激综合征者）。

【用法用量】

1. 口服 一次100～200 mg，一日3～4次。由于其局部麻醉作用，宜在饭后与饮料或食物同时吞服，不得嚼碎。

2. 静脉注射 成人常用量，1～1.5 mg/kg，或以70 mg加5%葡萄糖注射液稀释，于10分钟内缓慢注射，必要时10～20分钟重复一次，总量不超过

210 mg。静注起效后改为静滴，滴速 0.5~1 mg/min，或口服维持。

【不良反应】不良反应较少，主要者为口干、舌唇麻木，可能是由于其局部麻醉作用所致。此外，早期的不良反应还有头痛、头晕、闪耀，其后可出现胃肠道障碍，如恶心、呕吐、便秘等。也可出现房室传导阻断症状。有在连续服用 2 周后出现胆汁淤积性肝损伤的报道，停药后 2~4 周各酶的活性均恢复正常。据认为这一病理变化属于过敏反应及个体因素性。

【禁忌】无起搏器保护的窦房结功能障碍、严重房室传导阻滞、双束支传导阻滞患者，严重充血性心力衰竭、心源性休克、严重低血压及对该药过敏者禁用。

【注意事项】

1. 心肌严重损害者慎用。

2. 严重的心动过缓、肝肾功能不全、明显低血压患者慎用。

3. 如出现窦房性或房室性传导高度阻滞时，可静注乳酸钠、阿托品、异丙肾上腺素或间羟肾上腺素等解救。

4. FDA 对本药的妊娠安全性分级为 C 级。

【药物相互作用】

1. 与奎尼丁合用可以减慢代谢过程。

2. 与局部麻醉药合用可增加中枢神经系统不良反应的发生。

3. 本品可以增加血清地高辛浓度，并呈剂量依赖型。

4. 与普萘洛尔、美托洛尔合用可以显著增加其血浆浓度和清除半衰期，而对普罗帕酮没有影响。

5. 与华法林合用时可增加华法林血药浓度和凝血因子时间。

6. 与西咪替丁合用可使普罗帕酮血药稳态水平提高，但对其电生理参数没有影响。

【规格】片剂：50 mg；100 mg；150 mg。注射液：5 mL：17.5 mg；10 mL：35 mg。

七、胺碘酮

【其他名称】乙胺碘呋酮、安律酮、可达龙、Atlansil、Cordarone。

【药理作用】本品属Ⅲ类抗心律失常药。主要电生理效应是延长各部心肌组织的动作电位及有效不应期，有利于消除折返激动。同时具有轻度非竞争性的肾上腺素 α 受体及 β 受体阻滞和轻度Ⅰ类及Ⅳ类抗心律失常药性质。减低窦房结自律性。对静息膜电位及动作电位高度无影响。对房室旁路前向传导的抑制大于逆向。由于复极过度延长，口服后心电图有 QT 间期延长及 T 波改变，可以减慢心率 15%~20%，使 PR 间期和 QT 间期延长 10%左右。对冠状动脉及周围血管有直接扩张作用。可影响甲状腺素代谢。本品特点为半衰期长，故服药次数少，治疗指数大，抗心律失常谱广。

【适应证】口服适用于危及生命的阵发性室性心动过速及室颤的预防，也可用于其他药物无效的阵发性室上性心动过速、阵发性心房扑动、心房颤动，包括合并预激综合征者及持续心房颤动、心房扑动电转复后的维持治疗。可用于持续房颤、房扑时室率的控制。除有明确指征外，一般不宜用于治疗房性、室性期前收缩。

注射适用于利多卡因无效的室性心动过速和急诊控制房颤、房扑的心室率。

【用法用量】

1. 口服　治疗室上性心律失常，每日 0.4~0.6 g，分 2~3 次服，1~2 周后根据需要改为每日 0.2~0.4 g 维持，部分患者可减至每日 0.2 g，每周 5 天或更小剂量维持。治疗严重室性心律失常，每日 0.6~1.2 g，分 3 次服，1~2 周后根据需要逐渐改为每日 0.2~0.4 g 维持。

2. 静脉滴注　负荷量按体重 3 mg/kg，然后以 1~1.5 mg/min 维持，6 小时后减至 0.5~1 mg/min，一日总量 1 200 mg，以后逐渐减量。静脉滴注胺碘酮最好不超过 3 天。

【不良反应】

1. 心血管系统　较其他抗心律失常药不良反应要少。①窦性心动过缓、窦性停搏或窦房传导阻滞，阿托品不能对抗此反应。②房室传导阻滞。③偶有 QT 间期延长伴扭转性室性心动过速，主要见于低血钾和并用其他延长 QT 间期的药物时。以上不良反应主要见于长期大剂量应用和伴有低血钾时。以上情况均应停药，可用升压药、异丙肾上腺素、碳酸氢钠（或乳酸钠）或起搏器治疗；注意纠正电解质紊乱；扭转性室性心动过速发展成室颤时可用直流电转复。由于本品半衰期长，故治疗不良反应需持续 5~10 天。

2. 甲状腺　①甲状腺功能亢进，可发生在用药期间或停药后，除突眼征以外可出现典型的甲状腺功能亢进征象，也可出现新的心律失常，检测 T_3、T_4 均增高，促甲状腺激素（TSH）下降。发病率约 20%。停药数周至数月可完全消失，少数需用抗甲状腺药、普萘洛尔或肾上腺皮质激素治疗。②甲状腺机能低下，发生率 1%~4%，老年人较多见，可出现典型的甲状腺机能低下征象，检测 TSH 增高，停药后数月可消退，但黏液性水肿可遗留不消，必要时可用甲状腺素治疗。

3. 胃肠道　便秘，少数人有恶心、呕吐、食欲下降，负荷量时明显。

4. 眼部　服药 3 个月以上者在角膜基底层下 1/3 有黄棕色色素沉着，与疗程及剂量有关，儿童发生较少。这种沉着物偶可影响视力，但无永久性损害。少数人可有光晕，极少因眼部不良反应停药。

5. 神经系统　不多见，与剂量及疗程有关，可出现震颤、共济失调、近端肌无力、锥体外体征，服药 1 年以上者可有周围神经病，减药或停药后可逐渐消退。

6. 皮肤　光敏感与疗程及剂量有关，皮肤石板蓝样色素沉着，停药后经较长时间（1~2 年）才渐退。其他过敏性皮疹，停药后消退较快。

7. 肝脏　肝炎或脂肪浸润，氨基转移酶增高，与疗程及剂量有关。

8. 肺脏　肺部不良反应多发生在长期大量服药者（一日 0.8~1.2 g）。主要产生过敏性肺炎，肺间质或肺泡纤维性肺炎，肺泡及间质有泡沫样巨噬细胞及 2 型肺细胞增生，并有纤维化，小支气管腔闭塞。

9. 静脉炎　偶可发生低血钙及血清肌酐升高。静脉用药时局部刺激产生静脉炎，宜用氯化钠注射液或注射用水稀释，或采用中心静脉给药。

10. 其他　FDA 对本药的妊娠安全性分级为 D 级。

【禁忌】

1. 严重窦房结功能异常者禁用。

2. Ⅱ度或Ⅲ度房室传导阻滞者禁用。

3. 心动过缓引起晕厥者禁用。

4. 对本品过敏者禁用。

【注意事项】

1. 过敏反应　对碘过敏者对本品可能过敏。

2. 对诊断的干扰　①心电图变化：例如 PR 间期及 QT 间期延长，服药后多数患者有 T 波减低伴增宽及双向，出现 U 波，此并非停药指征。②极少数有 AST、ALT 及碱性磷酸酶增高。③甲状腺功能变化：本品抑制周围 T_4 转化为 T_3，导致 T_4 及 rT_3 增高和血清 T_3 轻度下降，甲状腺功能检查通常不正常，但临床并无甲状腺功能障碍。甲状腺功能检查不正常可持续至停药后数周或数月。

3. 下列情况应慎用　①窦性心动过缓。②QT 延长综合征。③低血压。④肝功能不全。⑤肺功能不全。⑥严重充血性心力衰竭。

4. 多数不良反应与剂量有关，故需长期服药者尽可能用最小有效维持量，并应定期随诊，用药期间应注意随访检查：①血压。②心电图，口服时应特别注意 QT 间期。③肝功能。④甲状腺功能，包括 T_3、T_4 及促甲状腺激素，每 3~6个月 1 次。⑤肺功能、肺部 X 光片，每 6~12 个月 1 次。⑥眼科检查。

5. 本品口服作用的发生及消除均缓慢，临床应用根据病情而异。对危及生命的心律失常宜用短期较大负荷量，必要时静脉负荷。而对于非致命性心律失常，应用小量缓慢负荷。

6. 本品半衰期长，故停药后换用其他抗心律失常药时应注意相互作用。

【药物相互作用】

1. 本药可增加华法林的抗凝作用，该作用可自加用本品后 4~6 天持续至停药后数周或数月。合用时应密切监测凝血因子时间，调整抗凝药的剂量。

2. 增强其他抗心律失常药对心脏的作用。本品可增高血浆中奎尼丁、普鲁卡因胺、氟卡尼及苯妥英的浓度。与Ⅰa 类药合用可加重 QT 间期延长，极少数可致扭转型室速，故应特别小心。从加用本品起，原抗心律失常药应减少 30%~50%剂量，并逐渐停药，如必须合用则通常推荐剂量减少一半。

3. 与 β 受体阻滞剂或钙离子通道阻滞剂合用可加重窦性心动过缓、窦性停搏及房室传导阻滞。如果发生则本品或前两类药应减量。

4. 增加血清地高辛浓度，亦可能增高其他洋地黄制剂的浓度达中毒水平，当开始用本品时洋地黄类药应停药或减少 50%，如合用应仔细监测其血清中药物浓度。本品有加强洋地黄类药对窦房结及房室结的抑制作用。

5. 与排钾利尿药合用，可增加低血钾所致的心律失常。

6. 增加日光敏感性药物作用。

7. 可抑制甲状腺摄取 ^{131}I 及 ^{99m}Tc。

【规格】片剂：0. 2 g。胶囊剂：0. 1 g；0. 2 g。注射液：2 mL：150 mg。

八、安他唑啉

【其他名称】安他心、Antistine。

【药理作用】本品具有抗心律失常作用，其作用机制是干扰心肌细胞膜对钠、钾离子的渗透，减慢心肌的传导，同时有轻度的交感神经阻滞作用，从而增加周围血管的阻力及降低心排血量，对血压和心率无影响，作用时间可维持 4~6 小时。

【适应证】临床主用于房性和室性期前收缩、室性心动过速、房颤等心律失常及过敏性疾病。

【用法用量】口服。一次 100~200 mg，一日 3~4 次，饭后服用。

【不良反应】恶心、呕吐、嗜睡、白细胞减少。长期服用可致免疫性血小板减少性紫癜。

【注意事项】器质性心脏病及心排血量不足的患者慎用。

【规格】片剂：100 mg；200 mg。

九、门冬氨酸钾镁

【其他名称】脉安定、潘南金、Aspara、Panangin。

【药理作用】本品是门冬氨酸钾盐和镁盐的混合物，为电解质补充剂。镁和钾是细胞内的重要阳离子，在多种酶反应和肌肉收缩过程中扮演着重要角色，细胞内外钾离子、钙离子、钠离子、镁离子浓度的比例影响心肌收缩性。门冬氨酸是体内草酰乙酸的前体，在三羧酸循环中起重要作用。同时，门冬氨酸也参加鸟氨酸循环，促进氨和二氧化碳的代谢，使之生成尿素，降低血中氨和二氧化碳的含量。门冬氨酸与细胞有很强的亲和力，可作为钾离子、镁离子进入细胞的载体，使钾离子重返细胞内，促进细胞除极化和细胞代谢，维持其正常功能；镁离子是生成糖原及高能磷酸酯不可缺少的物质，可增强门冬氨酸钾盐的治疗作用。

【适应证】电解质补充药。可用于低钾血症、洋地黄中毒引起的心律失常（主要是室性心律失常）以及心肌炎后遗症、充血性心力衰竭、心肌梗死、病毒性肝炎、肝硬化和肝性脑病的治疗。

【用法用量】

1. 口服　餐后服用，每次 0.14～0.28 g，每日 3 次，根据具体情况剂量可增加至每次 0.42 g，每日 3 次。儿童及老弱者用量酌减。

2. 注射　仅供静脉使用。将 10～20 mL 注射液溶于 5%葡萄糖注射液500 mL 中缓慢滴注。如有需要可在 4～6 小时后重复此剂量。

【不良反应】

1. 口服大剂量可能引致腹泻。

2. 滴注太快时可能引起高钾血症和高镁血症，还可出现恶心、呕吐、血管疼痛、面色潮红、血压下降，偶见血管刺激性疼痛。

【禁忌】高钾血症、急性和慢性肾衰竭、原发性慢性肾上腺皮质功能减退症（Addison 病）、Ⅲ度房室传导阻滞、心源性休克（血压低于 90 mmHg）患者禁用。

【注意事项】

1. 肾功能损害、房室传导阻滞患者慎用。

2. 有电解质紊乱的患者应常规性检测血钾离子、镁离子浓度。

3. 由于胃酸能够影响其疗效，因此本品应餐后服用。

4. 因本品能够抑制四环素、铁盐和氟化钠的吸收，故服用本品与上述药物时应间隔 3 小时以上。

【药物相互作用】

1. 本品能够抑制四环素、铁盐、氟化钠的吸收。

2. 本品与保钾性利尿剂和（或）血管紧张素转化酶抑制剂（ACEI）配伍使用时，可能会发生高钾血症。

【规格】片剂：每片含有无水门冬氨酸镁 0. 140 g（相当于 11. 8 mg 镁离子）和无水门冬氨酸钾 0. 158 g（相当于 36. 2 mg 钾离子）。注射液：10 mL（每支含 L-门冬氨酸 0. 85 g、钾 0. 114 g、镁 0. 042 g）。

第五章

冠心病

第一节　非 ST 与 ST 段抬高型心肌梗死

一、非 ST 段抬高型心肌梗死

（一）概述

非 ST 段抬高型心肌梗死（non-ST elevation myocardial infarction，NSTEMI）属于急性冠脉综合征（acute coronary syndrome，ACS）的一种类型，通常由动脉粥样硬化斑块破裂引起，临床表现为突发胸痛但不伴有 ST 段抬高。通常心电图表现为持续性或短暂 ST 段压低或 T 波倒置或低平，但也有部分患者无变化；此外，多数非 ST 段抬高型心肌梗死的患者伴有血浆肌钙蛋白水平升高，这一点有别于不稳定性心绞痛，后者通常不升高或仅有轻度升高。

（二）流行病学与自然病程

注册研究显示，非 ST 段抬高型心肌梗死的发病率高于 ST 段抬高型心肌梗死，就临床预后而言，住院期间 ST 段抬高型心肌梗死的病死率（7%）高于非 ST 段抬高型心肌梗死（5%），出院后 6 个月随访两者的病死率接近分别为 12% 和 13%。但是，4 年的长期随访研究发现，非 ST 段抬高型心肌梗死的病死率反而高于 ST 段抬高型心肌梗死的 2 倍。这种时间依赖性预后差异可能与非 ST 段抬高型心肌梗死的患者基础情况有一定关系，通常此类患者多半是合并有各种并发症的老年人，尤其常见于合并糖尿病和肾功能不全的患者，这类患者往往血管病变较重，多合并血浆炎性因子升高，提示血管病变复杂且多不稳定。因此，对于非 ST 段抬高型心肌梗死患者的治疗需要兼顾急性期和远期的治疗效果。

（三）病理生理

非 ST 抬高型心肌梗死与不稳定型心绞痛相似，多数是由于不稳定的冠状动脉粥样硬化斑块破裂，伴或不伴有血管收缩，随后血小板血栓附着于血管壁，引起冠脉血流量突然严重下降，导致一系列的临床后果。不过，也有少数患者没有冠状动脉粥样硬化的基础，可能的原因为外伤、大动脉夹层、动脉炎、栓子栓塞、先天性异常、导管操作并发症等。

（四）临床表现

1. 症状　非 ST 段抬高型心肌梗死包括多种临床表现，比较严重或典型的临床症状有：①长时间的静息心绞痛（>20 分钟）。②新发的严重心绞痛（加拿大分级Ⅲ级）。③近期稳定型心绞痛加重（加拿大分级Ⅲ级以上）。④心肌梗死后心绞痛。

非 ST 段抬高型心肌梗死表现为胸骨后压榨性疼痛，伴有向左侧肩部、颈部以及下颚放射，常伴有冷汗、恶心、腹痛、呼吸困难、昏厥等症状。也有部分患者表现为上腹痛、新出现的消化不良、胸部刺痛、肋软骨炎样疼痛或者进行性的呼吸困难等不典型症状，这种不典型的临床症状常常发生于 24～40 岁和年龄大于 75 岁、女性及合并糖尿病、慢性肾衰竭或痴呆的患者。

在临床实践中，80%的患者表现胸痛时间的延长，20%的患者是心绞痛症状的加重。当然，仅仅通过症状来判断是否是非 ST 段抬高型心肌梗死是不可靠的。在诊断过程中，病史往往具有协助诊断意义。

2. 体征　通常缺乏特异性的阳性体征，部分患者由于伴有心力衰竭或血流动力学不稳定，可能会出现肺部啰音、心率加快等非特异性体征，肺部啰音的出现和范围、Killip 分级对临床预后起影响作用。另有部分体征的发现，对于判断危险性的高低有帮助。如收缩期低血压（收缩压<100 mmHg）、心动过速（心率>100 次/分）和呼吸窘迫可能提示可能发生心源性休克；新出现的二尖瓣关闭不全性杂音、原有的杂音增强提示乳头肌或二尖瓣缺血性功能失调；出现第三或第四心音或左心室扩大提示心肌缺血范围可能较大。

（五）辅助检查

1. 心电图　ST-T 压低性动态改变是非 ST 段抬高型心肌梗死的特征性心电图变化，通过分析 ST 段压低的导联数和压低的幅度可以大约判断病变的严重性及预后情况。ST 段在相邻 2 个或 2 个以上导联压低≥0. 05 mV 可能提示是非 ST 段抬高型心肌梗死，但轻微 ST 段压低不能作为诊断的有力依据，部分患者的心电图可表现完全正常。

部分心电图特点对判断预后具有重要的价值，如症状发作时出现短暂的 ST

段改变（>0.05 mV）并随着症状缓解而消失，强烈提示有严重的冠状动脉疾病；胸前导联上对称的T波倒置（>0.2 mV），强烈提示左前降支或左主干的急性缺血；aVR导联上ST段抬高，常常提示存在左冠状动脉主干或三支病变，通常住院期间缺血复发和心力衰竭的危险性很高；ST段压低伴有一过性ST段抬高，提示可能发生过短暂的血管闭塞性血栓形成、冠脉痉挛，或病变血管闭塞后侧支循环快速形成，此种情况表明冠脉病变极不稳定，很容易进展为ST段抬高型心肌梗死，临床上要高度重视。需要强调的是，心电图正常不能除外非ST段抬高型心肌梗死的诊断，临床上一定要结合症状、心电图、生化指标进行综合分析。

2. 实验室检查　所有患者，一旦怀疑非ST段抬高型心肌梗死，应即刻检测肌酸激酶同工酶（CK-MB）、肌钙蛋白T或肌钙蛋白I。目前，已经不主张传统的心肌酶谱全套检查，因为其他的心肌酶对诊断的特异性极低。通常，非ST段抬高型心肌梗死发病后48~72小时会有肌钙蛋白的升高，而肌钙蛋白的灵敏度和特异性明显高于肌酸激酶，在肌酸激酶正常的患者群中，有将近1/3的人高敏肌钙蛋白检测可以表现为肌钙蛋白水平增高。尽管肌钙蛋白的特异性极高，也并非所有肌钙蛋白升高的患者都诊断为非ST段抬高型心肌梗死。某些非心肌梗死性胸痛也可伴有肌钙蛋白升高（表5-1），而且有些疾病是十分严重甚至是致命性的，在临床诊断上同样要给予高度重视。

表5-1　肌钙蛋白升高的非冠脉疾病

严重的充血性心力衰竭（包括急性和慢性）
主动脉夹层，主动脉瓣病变或肥厚性心肌病
心脏挫伤、消融、起搏、心脏电复律、心内膜下心肌活检
感染性疾病，例如心肌炎、心肌扩张、心内膜下或心包炎
高血压危象
心动过速或心动过缓
肺栓塞、重度肺动脉高压
甲状腺功能减退
心尖球样综合征
慢性或急性肾功能不全
急性的神经系统疾病，例如中风或者蛛网膜下隙出血等
全身性疾病，例如淀粉样病变、血色病、类肉瘤病、硬皮病
药物毒性作用，例如阿霉素、5-氟尿嘧尿、曲妥珠单抗、蛇毒
烧伤，烧伤面积>体表面积30%
横纹肌溶解
危重患者，特别是呼吸功能衰竭和败血症患者

有时根据临床需要，需行其他的实验室检查，包括全血细胞计数、全身代谢情况和甲状腺功能，以此来鉴别其他少见病因，并用于指导治疗由于贫血和肾衰竭引起的严重不良后果。血脂检查作为常规检查应在入院后 24 小时内进行，评估是否患有高胆固醇血症，以此决定是否进行强化降脂治疗。另外，行脑钠肽及 C-反应蛋白检查，利于对预后进行评估，前者可判断患者的心功能受损情况，后者则可反映血管病变的炎性状态。

3. 胸部 X 线摄影　所有的患者均应行胸部 X 线摄影检查，一方面判断心脏的形态和大小，另一方面了解肺部情况，尤其对于诊断是否有血流动力学不稳定或肺水肿的患者很有用，可以用来判断心脏功能情况。

（六）鉴别诊断

非 ST 段抬高型心肌梗死的诊断需与一些心源性以及非心源性疾病做鉴别诊断。

1. 心源性疾病　心肌炎、心包炎、心肌心包炎、心肌病、瓣膜病、心尖球样综合征（Tako-Tsubo syndrome）。

2. 肺源性疾病　肺栓塞、肺梗死、肺炎、胸膜炎、气胸。

3. 血液系统疾病　镰刀样细胞贫血。

4. 血管性疾病　主动脉夹层、主动脉瘤、主动脉窄缩、脑血管疾病。

5. 胃肠道疾病　食管痉挛、食管炎、消化道溃疡、胰腺炎、胆囊炎。

6. 伤骨科疾病　颈椎病、肋骨骨折、肌肉损伤或炎症、肋软骨炎。

（七）诊断及危险分层

1. 非 ST 段抬高型心肌梗死的诊断及短期危险分层　需结合病史、症状、心电图、生化指标以及危险评分结果。

2. 要根据患者的病情变化动态评估其风险性

（1）入院即应及时进行 12 导联心电图检查，同时由具有经验的临床医师进行分析。怀疑有下壁和右心室心梗的患者，还应有附加导联（V_3R，V_4R，V_7~V_9）。如果患者持续有症状发作，应在 6 小时、12 小时以及出院前复查心电图。

（2）60 分钟内及时检测肌钙蛋白（cTnT 或 cTnI），如果检测结果阴性，应在 6~12 小时后复查肌钙蛋白。

（3）要对患者进行危险评分（如 GRACE 危险评分），以此对患者早期及晚期的病情和预后做出风险评估。

（4）进行心脏超声检查鉴别诊断。

（5）对无再发胸痛、心电图正常、肌钙蛋白阴性的患者，出院前应检测运动负荷试验，进一步评估心肌缺血的风险。

3. 根据以下结果对患者的远期病死率及心梗的可能性预测进行危险分层

（1）临床情况：年龄、心率、血压、Killip 分级、糖尿病史、既往心梗或冠心病史。

（2）心电图：ST 段持续压低情况。

（3）实验室检查：肌钙蛋白、肾小球滤过率/肌酐清除率/半胱氨酸蛋白酶抑制药 C、BNP/NT proBNP、hsCRP 等的结果。

（4）影像学：是否有低射血分数、左主干病变、三支病变。

（5）危险评分结果：目前，对非 ST 段抬高型心肌梗死的危险分层有数个评分标准。GRACE 危险评分是一项基于急性冠脉综合征患者的全球注册研究，其危险因素的评判来源于住院期间死亡和治疗开始后 6 个月内死亡的独立预测因子，因此 GRACE 危险评分对于预测住院期间及 6 个月的病死率具有一定意义。

（八）治疗

1. 治疗原则　关于非 ST 段抬高型心肌梗死的治疗策略，目前争论的焦点在于早期介入抑或早期保守治疗。早期介入治疗策略为 48 小时内接受冠状动脉造影及血管重建术，而早期保守治疗策略为先行积极的抗心肌缺血、抗凝、抗血小板治疗，择期根据病情决定冠状动脉造影及血管重建术。尽管尚无统一的意见，但都认为应该在入院时进行危险分层，根据危险性的高低决定选择哪种策略。

2. 早期保守治疗　早期药物治疗应该包括积极的抗心肌缺血、抗凝、抗血小板治疗，目的在于缓解心绞痛症状、稳定斑块、纠正血流动力学不稳。

（1）缓解缺血性疼痛

1）β 受体阻滞药：减轻心脏负荷、快速缓解缺血是治疗非 ST 段抬高型心肌梗死的基础，目前推荐无禁忌证的胸痛患者应立即静脉滴注 β 受体阻滞药，随后口服治疗。β 受体阻滞药通过减弱心肌收缩力、降低心率和心室壁压力前负荷而缓解缺血。治疗时应首选心脏选择性 β 受体阻滞药（阿替洛尔和美托洛尔），对于正在疼痛或高/中危患者首次给予 β 受体阻滞药时应静脉给药；对于患有高度房室传导阻滞、心源性休克和气道高反应性疾病的患者，不建议使用 β 受体阻滞药，此时，可考虑使用非二氢吡啶类钙离子通道阻滞药。

2）硝酸酯类：硝酸酯类药物应该用于所有无禁忌证的患者，该药通过静脉舒张减轻心脏负荷，可以明显缓解急性胸痛的发作。硝酸酯类药物最初应舌下含服以利于机体快速吸收，如果疼痛未能缓解，且患者没有低血压时应静脉给药。硝酸酯类药物在下列患者中禁用：在过去 24 小时服用磷酸二酯酶抑制药、肥厚型心肌病和怀疑右心室梗死的患者；严重的主动脉瓣狭窄的患者。

（2）抗血小板治疗：抗血小板治疗是非 ST 段抬高型心肌梗死的最基本治

疗手段，目前常用的抗血小板治疗药物有三种：环氧化酶-1抑制药（阿司匹林）、ADP抑制药（噻氯匹定及氯吡格雷）、糖蛋白（GP）Ⅱb/Ⅲa受体阻滞药（阿昔单抗、依替巴肽、替罗非班）。

1）阿司匹林：为环氧合酶-1抑制药，可以明显减少非ST段抬高型心肌梗死患者发生血管性死亡的危险，在没有绝对禁忌证时，所有患者均应在初次给予300 mg负荷剂量嚼服，以后每天75~100 mg长期维持。对阿司匹林过敏的患者，可以用氯吡格雷替代治疗。

2）氯吡格雷：为ADP受体阻滞药，初次给予300 mg，如果接受急诊介入治疗，应给予600 mg，以后每天75 mg维持。目前推荐所有患者，如果没有禁忌证，均应联合应用阿司匹林和氯吡格雷。CURE研究（氯吡格雷预防不稳定型心绞痛再次发生缺血事件试验）显示，患者同时接受两种抗血小板药物治疗时1年内发生心血管病性死亡、非致死性心肌梗死或脑卒中联合终点事件的相对危险性减少20%（绝对危险由11.4%降至9.3%）。ACC/AHA建议所有非ST段抬高急性冠脉综合征患者应在入院治疗后持续应用氯吡格雷至少9个月。介入治疗后，双重抗血小板治疗尤为重要。PCI-CURE（经皮冠状动脉介入治疗-UA使用氯吡格雷预防再次发生缺血事件）试验分析和CREDO（保守治疗时应用氯吡格雷可减少心血管事件）试验都显示氯吡格雷可减少脑卒中联合终点事件。对于计划早期进行手术治疗的患者，应衡量早期应用氯吡格雷的利弊，由于服用氯吡格雷后5天内接受冠状动脉旁路移植术的患者在受益同时会增加出血概率。因此，ACC/AHA建议如果在入院后决定34~48小时内安排诊断性血管造影，在造影之前应先不使用氯吡格雷。

3）GPⅡb/Ⅲa受体阻滞药：机制为抑制纤维蛋白原与糖蛋白（GP）Ⅱb/Ⅲa受体的相互作用，对介入治疗的缺血并发症有预防作用，因此推荐早期介入治疗的患者使用。目前使用的GPⅡb/Ⅲa受体阻滞药有3种，即阿昔单抗、依替巴肽、替罗非班，在早期保守治疗时GPⅡb/Ⅲa受体阻滞药的作用不是很清楚。决定保守治疗时再次发生缺血、生化指标阳性或有其他高危特征的患者，ACC/AHA推荐持续静脉输入替罗非班和依替巴肽。具体用法为：①阿昔单抗，0.25 mg/kg静脉负荷，而后0.125 μg/(kg·min)维持量持续12~24小时（最大剂量10 μg/min）。②依替巴肽，180 μg/kg静脉负荷（PCI术后10分钟再次负荷），而后静脉持续2.0 μg/(kg·min)维持72~96小时。③替罗非班，30分钟内以0.4 μg/(kg·min)静脉负荷，后以0.1 μg/(kg·min)静脉维持48~96小时。另有一项大剂量试验仍在临床试验阶段［负荷剂量0.4 μg/(kg·min)静脉维持18小时］。

由于缺乏比较三重抗血小板治疗和双重抗血小板治疗的临床试验，最佳的抗血小板治疗策略尚有待于完善。

（3）抗凝治疗：如果没有活动性出血或肝素引起的血小板减少或过敏反应，在阿司匹林基础上加用普通肝素或低分子肝素对所有患者有益。有关低分子肝素的比较研究及伊诺肝素的比较试验显示，其在减少心血管事件的复发方面优于普通肝素。ACC/AHA 指南指出伊诺肝素优于普通肝素，与普通肝素相比，低分子肝素优点包括不用检测血液指标而简化管理、较少引起肝素诱发的血小板减少症和可能改善结果。低分子肝素在肾衰竭患者慎用，如果患者在 12 小时内行冠脉造影，低分子肝素无法检测准确的抗凝效果又无法完全对抗，应考虑使用普通肝素。但是，任何一种抗凝血药物均存在出血的风险，因此在决定使用抗凝血药物时，应权衡利弊。

（4）溶栓治疗：非 ST 段抬高型心肌梗死的病理基础是在不稳定斑块破裂的基础上血小板血栓形成，因此，适用于 ST 段抬高型心肌梗死的溶栓治疗对非 ST 段抬高型心肌梗死没有益处，TIMI－ⅢA 和ⅢB 试验中，溶栓治疗和常规治疗相比并无优势，反而可能有增加心肌梗死的危险，因为溶栓剂可激活血小板，促进血栓形成。

（5）主动脉内球囊反搏：当上述治疗对心肌缺血患者无效、持续低血压或在冠状动脉造影时有高危闭塞性病变（显著的左主干或左前降支近端病变）时可考虑应用主动脉内球囊反搏，以增加冠状动脉灌注压。其禁忌证包括重度外周血管疾病；重度主动脉瓣关闭不全；严重的髂总动脉疾病，包括腹主动脉瘤。

3. 早期介入治疗——冠状动脉造影和血管重建术　非 ST 段抬高型心肌梗死患者应该行冠状动脉血管造影检查，ACC/AHA 建议对于出现新的 ST 段压低、肌钙蛋白升高、药物治疗下仍反复发作的胸痛、左心室功能不全及伴有其他高危因素者，应行冠状动脉造影检查。ESC 指南对冠状动脉造影和血管重建术的建议如下：

（1）合并有动态 ST 段改变、心力衰竭、危及生命的心律失常和血流动力学紊乱的顽固性和反复发作的心绞痛患者，需行紧急冠脉造影（Ⅰ－C）。

（2）中高危的患者建议行早期（<72 小时）冠脉造影及血运重建术（PCI 或 CABG）（Ⅰ－A）。

（3）非中高危的患者不建议行早期冠脉造影检查（Ⅲ－C），但建议行能够诱发缺血症状的无创性检查（Ⅰ－C）。

（4）不建议对冠脉造影显示的非严重病变行 PCI 手术（Ⅲ－C）。

（5）如果短期内患者需要行非心脏的外科手术而必须停用抗血小板药，PCI 手术考虑选用裸金属支架；而对于较长时间以后才行外科手术者，可选用药物洗脱支架（如无多聚糖载体支架或载体可降解支架）（Ⅰ－C）。

（九）并发症及处理

1. 出血　出血可以增加非 ST 段抬高型心肌梗死患者 30 天内死亡、心梗以及卒中的风险，在长期随访中这些风险的发生率较无出血者提高 4～5 倍。因此，预防出血与治疗缺血同等重要。

引起出血的因素很多，其中许多危险因素同样是诱发死亡、心肌梗死和卒中等缺血事件的危险因子。近期有不少报道指出，输血也是引起出血的一个重要因素，因此应严格把握冠心病患者的输血指征。ESC 指南对出血及处理的建议如下。

（1）治疗前慎重评估患者出血风险，增加出血风险的因素有：过量或过度的使用抗血栓药物、联合应用抗血栓药物、不同的抗凝药物交替使用、患者年龄、女性、低体重、肾功能下降、基础血红蛋白水平低以及介入治疗等（Ⅰ-B）。

（2）选择治疗方案时应考虑出血风险，对有高危出血风险的患者多选用药物治疗。选用介入治疗方式时，优先考虑经桡动脉的路径，便于创口压迫止血，降低出血风险（Ⅰ-B）。

（3）轻微出血不影响正常的治疗（Ⅰ-C）。

（4）有严重出血的患者应停止和（或）中和抗凝及抗血小板药物，或采用特殊的止血方法控制出血（Ⅰ-C）。

（5）输血对预后有不良影响，红细胞比容>25%，血红蛋白>8 g/L 且血流动力学稳定的出血患者不考虑输血（Ⅰ-C）。

2. 血小板减少症　在非 ST 段抬高型心肌梗死的治疗过程中，使用肝素或 GP Ⅱb/Ⅲa 抑制药的患者可能会发生血小板减少。血小板减少的处理原则为（ESC 指南）：

（1）对使用了肝素（UFH 或 LMWH）和（或）GP Ⅱb/Ⅲa 抑制药的患者来说，一旦血小板明显下降（$<100\times10^9$/L 或下降>50%），建议立即停用这些药物（Ⅰ-C）。

（2）对 GP Ⅱb/Ⅲa 抑制药诱导的严重血小板下降（$<100\times10^9$/L）建议进行血小板输注同时可以合用或不用纤维蛋白原。也可以输注新鲜血浆或冷凝蛋白来防止出血（Ⅰ-C）。

（3）在有证据或怀疑有肝素诱导的血小板减少症（HIT）建议停用肝素（UFH 或 LMWH），同时为了预防血栓事件，可以应用直接血栓抑制剂抗凝（DTI）（Ⅰ-C）。

（4）预防肝素诱导的血小板减少症可以通过使用非肝素抗凝药，类似于璜达肝癸钠或比伐卢定，或是短时间地使用肝素（Ⅰ-B）。

二、ST段抬高型心肌梗死

（一）流行病学

急性心肌梗死（acute myocardial infarction，AMI）即心肌缺血性坏死，为在冠状动脉病变的基础上，发生冠状动脉血供急剧减少或中断，使相应的心肌严重而持久地急性缺血导致心肌坏死。目前，全球每年约有1 700万人死于心血管疾病，其中有一半以上死于AMI。美国心脏病学会估计每年约100万人次发生心肌梗死（myocardial infarction，MI）事件，其中30%～45%为急性ST段抬高型心肌梗死（acute ST-elevation myocardial infarction，STEMI）。近年来，我国AMI的发病率一直呈明显上升趋势，已接近国际平均水平。AMI起病突然，急性期病死率约为30%。

（二）病因

基本病因是冠状动脉粥样硬化疾病（偶为冠状动脉栓塞、炎症、创伤、先天性畸形、痉挛和冠状动脉口阻塞），造成一支或多支血管管腔狭窄和心肌供血不足，而侧支循环未充分建立。在此基础上，一旦血供急剧减少或中断，使心肌严重而持久地发生急性缺血达20～30分钟以上，即可发生AMI。大量研究已证明，绝大多数AMI是由于不稳定的粥样斑块溃破，继而出血和形成管腔内血栓，而使管腔闭塞。少数情况下粥样斑块内或其下发生出血或血管持久痉挛，也可使冠状动脉完全闭塞。

促使斑块破裂出血及血栓形成的诱因有：

（1）晨起6～12时交感神经活动增加，机体应激反应增强，心肌收缩力、心率、血压增高，冠状动脉张力增高。

（2）在饱餐特别是进食多量脂肪后，血脂增高，血黏稠度增高。

（3）重体力活动、情绪过分激动、血压剧升或用力大便时，致左心室负荷明显加重。

（4）休克、脱水、出血、外科手术或严重心律失常，致心排血量骤降，冠状动脉灌流量锐减。

AMI可发生在频发心绞痛的患者，也可发生在原来从无症状者中。AMI后发生的严重心律失常、休克或心力衰竭等并发症，均可使冠状动脉灌流量进一步降低，心肌坏死范围扩大。

（三）病理学

1. 冠状动脉病变　绝大多数AMI患者冠状动脉内可见在粥样斑块的基础上有血栓形成使管腔闭塞，但是由冠状动脉痉挛引起的管腔闭塞者中，个别可无严重粥样硬化病变。此外梗死的发生与原来冠状动脉受粥样硬化病变累及的支数及其所造成的管腔狭窄程度之间未必呈平行关系。

（1）左冠状动脉前降支闭塞，可引起左心室前壁、心尖部、下侧壁、前间隔和二尖瓣前乳头肌梗死。

（2）右冠状动脉闭塞，可引起左心室膈面（右冠状动脉占优势时）、后间隔和右心室梗死，并可累及窦房结和房室结。

（3）左冠状动脉回旋支闭塞，可引起左心室高侧壁、膈面（左冠状动脉占优势时）和左心房梗死，可能累及房室结。

（4）左冠状动脉主干闭塞，可引起左心室广泛梗死。

2. 心肌病变　冠状动脉闭塞后 20～30 分钟，受其供血的心肌即有少量坏死，开始了 AMI 的病理过程。1～2 小时后绝大部分心肌呈凝固性坏死，心肌间质充血、水肿，伴大量炎症细胞浸润。以后，坏死的心肌纤维逐渐溶解，形成肌溶灶，随后渐有肉芽组织形成。大面积的梗死累及心室壁的全层或大部分者十分常见，心电图上相继出现 ST 段抬高和 T 波倒置、Q 波，称为 Q 波性 MI 或透壁性 MI，是临床上常见的典型 AMI。它可波及心包引起心包炎症，波及心内膜诱使心室腔内附壁血栓形成。当冠状动脉闭塞不完全或自行再通形成小范围呈灶性分布的 MI，急性期心电图上仍可出现 ST 段抬高，但不出现 Q 波，此种 MI 称为非 Q 波性 MI，较少见。

过去将 AMI 分为 Q 波性 MI 和非 Q 波性 MI，这是一种回顾性分类，已不适合临床工作的需要，目前强调以 ST 段是否抬高进行分类，分为 ST 段抬高型 MI（STEMI）和非 ST 段抬高型 MI（NSTEMI）。因心电图上 Q 波形成已是心肌坏死的表现，而从心肌急性缺血到坏死其中有一个发展过程。实际上当心肌缺血心电图上出现相应区域 ST 段抬高时，除变异性心绞痛外，已表明此时相应的冠状动脉已经闭塞而导致心肌全层损伤，如伴有心肌坏死标志物升高，临床上应当诊断为 STEMI。此类患者绝大部分进展为较大面积 Q 波性 MI。如果处理非常及时，在心肌坏死以前充分开通闭塞血管，可使 Q 波不致出现。目前主张干预性再灌注治疗尽早得以实施，以争取更多的心肌存活。通常目前临床上视 STEMI 等同于 Q 波性 MI。

继发性病理变化有：在心腔内压力的作用下，坏死心壁向外膨出，可产生心脏破裂（包括心室游离壁破裂、心室间隔穿孔或乳头肌断裂）或逐渐形成心室壁瘤。坏死组织 1～2 周开始吸收，并逐渐纤维化，6～8 周形成瘢痕愈合，此期称为陈旧性 MI 或愈合性 MI。

（四）临床表现

AMI 临床表现不尽相同，虽然发作前大多数患者有胸部不适，20%以上的

AMI 患者以胸痛为缺血性心脏病的首发表现。20%～30%的 AMI 患者不能立刻作出 MI 的诊断，但通常具有临床症状。

1. 先兆　50%～81.2%的患者在发病前数日有乏力，胸部不适，活动时心悸、气急、烦躁、心绞痛等前驱症状，其中以新发生心绞痛（初发型心绞痛）或原有心绞痛加重（恶化型心绞痛）为最突出。后者表现为心绞痛发作较以往频繁、程度较剧、持续较久、硝酸甘油疗效差、诱发因素不明显，同时心电图示 ST 段一过性明显抬高（变异型心绞痛）或压低，T 波倒置或增高（“假性正常化”），即前述不稳定型心绞痛的表现。如及时住院处理，可使部分患者避免发生 MI。

2. 症状

（1）疼痛：是最先出现的症状，多发生在清晨，疼痛部位和性质与心绞痛相同，但诱因多不明显，且常发生于安静时，程度较重，持续时间较长，可达数小时或更长，休息和含用硝酸甘油片多不能缓解。患者常烦躁不安、出汗、恐惧感，胸闷或有濒死感。老年患者多无疼痛，一开始即表现为休克、急性心力衰竭或昏厥。部分患者疼痛位于上腹部，易被误认为急腹症；部分患者疼痛放射至下颌、颈部、背部上方，易被误认为骨关节痛。

（2）全身症状：有发热、心动过速、白细胞增高和红细胞沉降率增快等，由坏死物质被吸收而引起。一般在疼痛发生后 24～48 小时出现，程度与梗死范围常呈正相关，体温一般在 38℃左右，很少达到 39℃，持续约 1 周。

（3）胃肠道症状：疼痛剧烈时常伴有频繁的恶心、呕吐和上腹胀痛，与迷走神经受坏死心肌刺激和心排血量降低导致组织灌注不足等有关。肠胀气亦不少见。重症者可发生呃逆。

（4）心律失常：见于 70%～95%的患者，多发生在起病 1～2 天，而以 24 小时内最多见，可伴乏力、头晕、昏厥等症状。各种心律失常中以室性心律失常最多，尤其是室性期前收缩，如室性期前收缩频发（每分钟 5 次以上）、成对出现或呈短暂室性心动过速、多源性或落在前一心搏的易损期时（R 波落在 T 波上），常为心室颤动的先兆。心室颤动是 AMI 早期特别是入院前主要的死因。房室传导阻滞和束支传导阻滞也较多见，室上性心律失常则较少，多发生在心力衰竭者中。前壁 MI 如发生房室传导阻滞表明梗死范围广泛，病情严重。

（5）低血压和休克：AMI 患者胸痛发作中血压下降常见，未必是休克。如疼痛缓解而收缩压仍低于 80 mmHg，有烦躁不安、面色苍白、皮肤湿冷、脉细而快、大汗淋漓、尿量减少（<20 mL/h），神志迟钝甚至昏厥，则为休克表现。休克多在起病后数小时至数日内发生，见于约 20%的患者，主要是心源性，为心肌广泛坏死（40%以上），心排血量急剧下降所致，其次为神经反射引起的周

围血管扩张，有些患者尚有血容量不足的因素参与。

（6）心力衰竭：主要是急性左心衰竭，可在起病最初几天内发生，或在疼痛、休克好转阶段出现，为梗死后心脏舒缩力显著减弱或不协调所致，发生率为32%~48%。出现呼吸困难、咳嗽、发绀、烦躁等症状，随后可有颈静脉怒张、肝大、水肿等，严重者可发生肺水肿。右心室MI者可一开始即出现右心衰竭表现，伴血压下降。

3. 体格检查

（1）心脏体征：心浊音界可正常也可轻度至中度增大；心率多增快，少数也可减慢；心尖区第一心音减弱；可出现第四心音（心房性）奔马律，少数有第三心音（心室性）奔马律；10%~20%的患者在起病第2~3天出现心包摩擦音，为反应性纤维性心包炎所致；心尖区可出现粗糙的收缩期杂音或伴收缩中晚期喀喇音，为二尖瓣乳头肌功能失调或断裂所致，可有各种心律失常。

（2）血压：除极早期血压可增高外，几乎所有患者均有血压降低。起病前有高血压者，血压可降至正常，且可能不再恢复到起病前的水平。

（3）其他：可有与心律失常、休克或心力衰竭相关的其他体征。

（五）辅助检查

1. 实验室检查

（1）起病24~48小时后白细胞可增至（10~20）$\times10^9$/L，中性粒细胞增多，嗜酸性粒细胞减少或消失；红细胞沉降率增快；C反应蛋白增高，以上指标增高均可持续1~3周；起病数小时至2天血中游离脂肪酸增高。

（2）心肌坏死标志物增高水平与MI范围及预后明显相关。

肌红蛋白起病后2小时内升高，12小时内达高峰，24~48小时恢复正常；肌钙蛋白I（cTNI）或T（cTNT）起病3~4小时升高，cTNI于11~24小时达高峰，7~10天降至正常；cTNT于24~48小时达高峰，10~14天降至正常。这些心肌结构蛋白含量的增高是诊断MI的敏感指标。肌酸激酶同工酶（MB isoenzyme of creatine kinase，CK-MB）在起病后4小时内增高，16~24小时达高峰，3~4天恢复正常，其增高的程度能较准确地反映梗死的范围，其高峰出现时间是否提前有助于判断溶栓治疗是否成功。

对心肌坏死标志物的测定应进行综合评价，如肌红蛋白在AMI后出现最早，也十分敏感，但特异性不很强，因为轻微骨骼肌损伤也释放肌红蛋白，肌红蛋白经肾排出，肾小球滤过率的轻度下降也可使肌红蛋白升高；cTNT和cTNI出现稍延迟，而特异性很高，在症状出现6小时内测定为阴性的患者，则6小时后应再复查，其缺点是持续时间可长达10~14天，对在此期间出现胸痛的患者，判断是否有新的梗死没有价值；CK-MB虽不如cTNT、cTNI敏感，但对早期（<4 小时）AMI 的诊断有较重要价值。

以往沿用多年的 AMI 心肌酶测定，包括 CK、天门冬氨酸氨基转移酶以及乳酸脱氢酶，其特异性及敏感度均远不如上述心肌损伤标志物，但仍有参考价值。三者在 AMI 发病后 6~10 小时开始升高，按序分别于 12 小时、24 小时及 2~3 天达高峰，又分别于 3~4 天、3~6 天及 1~2 周回降至正常。

如存在冠状动脉再通，无论为自发性、药物性或机械性，都可以改变所有的标志物在循环中出现的时段，因为标志物从心脏中产生并迅速地增加，导致其在血浆中的浓度迅速增加，从而能在 MI 后 2 小时内作出诊断。虽然血管开放能根据标志物升高来判定，但对区别恢复 MI 溶栓试验（TIMI）血流 2 级或 3 级则十分不准确。如想利用峰值作为 MI 面积的替代指标，应根据峰值高低而定。

2. 心电图　仅有小部分心电图具有 MI 特异性。一般来说，ST 段弓背抬高对诊断 AMI 具有高度特异性。下壁 MI 的患者应检测全部右心导联，V_3R 或 V_4R 导联 ST 段抬高可诊断为右室梗死，V_1、V_2 导联 ST 段压低要考虑回旋支冠状动脉完全阻塞所致的后壁 MI，后者可通过 V_8、V_9 后壁导联 ST 段升高证实。Q 波的出现表明此类患者存在冠状动脉闭塞，结合闭塞发生的可能时间，可考虑行血运重建治疗，这类 MI 患者再灌注治疗可加速 Q 波的出现。在有传导障碍的情况下，心电图不显示典型改变，如完全性左束支阻滞（LBBB）可掩盖 MI 表现，如无急性 ST 段抬高及新的 Q 波形成，不如其他心电图改变特异性强。有时甚至有 ST 段抬高及 Q 波形成，亦不是 AMI 100%特异性诊断。AMI 时患者的心电图甚至可以完全正常。在无以往心电图做比较时，任何变化均应考虑为新出现的改变。

（1）特征性改变

1）ST 段抬高呈弓背向上型，在面向坏死区周围心肌损伤区的导联上出现。

2）宽而深的 Q 波（病理性 Q 波），在面向透壁心肌坏死区的导联上出现。

3）T 波倒置，在面向损伤区周围心肌缺血区的导联上出现。

在背向 MI 区的导联则出现相反的改变，即 R 波增高，ST 段压低和 T 波直立并增高。

（2）动态性改变

1）起病数小时内，可尚无异常或出现异常高大两肢不对称的 T 波，为超急性期改变。

2）数小时后，ST 段明显抬高，弓背向上，与直立的 T 波连接，形成单相曲线。数小时至 2 天出现病理性 Q 波，同时 R 波减低，是为急性期改变。Q 波在 3~4 天稳定不变，以后有 70%~80%的患者永久存在。

3）在早期如不进行治疗干预，ST 段抬高持续数日至 2 周，逐渐回到基线水平，T 波则变为平坦或倒置，是为亚急性期改变。

4）数周至数月后，T 波呈 V 形倒置，两支对称，波谷尖锐，是为慢性期改变。T 波倒置可永久存在，也可在数月或数年内逐渐恢复。

3. 影像学　AMI 患者应做床旁胸部 X 线检查，必要时行胸主动脉增强 CT 扫描或磁共振成像扫描（MRI）以便排除主动脉夹层。但这不应影响实施再灌注治疗（除非疑有主动脉夹层等潜在禁忌证）。单电子发射 CT（SPECT）能用于证实 MI 存在与否，但不应常规用于心电图能够明确诊断 STEMI 的患者，对于有提示急性心肌缺血症状而心电图正常或不具备诊断 AMI 意义的患者，可提供有价值的诊断和预后信息。STEMI 患者的住院恢复期间，SPECT 可应用于研究心肌灌注和发现左室室壁运动异常。超声也用于检测 AMI，某些作者认为如果超声心动图无局部室壁运动异常不考虑 AMI。但是，超声的敏感度取决于所得到的平面质量，超声心动图无异常不能排除缺血性心脏病的存在；而且，超声心动图不能区别 AMI 与陈旧性 MI。因此，目前超声心动图被用于临床病史不确切时 MI 的辅助诊断。另外，经胸和（或）经食管超声心动图检查有助于 STEMI 和部分主动脉夹层病例的鉴别。

（六）诊断及鉴别诊断

1. 诊断

（1）检测到心肌损伤标志物（最好是肌钙蛋白）至少有一次数值较正常上限值的 99% 百分位值升高，同时存在至少一项下列心肌缺血证据：缺血症状；心电图改变提示新的缺血（新的 ST-T 改变或新出现的 LBBB）；心电图出现病理性 Q 波；影像学有存活心肌的丧失或新出现的局部室壁运动异常。

（2）突发意外的心源性死亡，包括心脏骤停，常有心肌缺血的症状，伴随新出现的 ST 段抬高、新发的 LBBB，和（或）冠状动脉造影或病理检查到的冠状动脉新鲜血栓证据，但是死亡发生于抽血化验前，或患者于心肌坏死标志物血中水平升高之前死亡。

（3）对肌钙蛋白基础值正常的经皮冠状动脉介入治疗（PCI）患者，心肌坏死标志物高于正常上限值的 99% 百分位值时提示有围术期心肌坏死。一般来讲，心肌坏死标志物高于 3 倍正常上限值的 99% 百分位值时可定义为 PCI 相关的 MI。其中一个亚型是支架血栓导致的 MI。

（4）对肌钙蛋白基础值正常的冠状动脉旁路移植术（CABG）患者，心肌坏死标志物高于正常上限值的 99% 百分位值时提示有围术期心肌坏死。心肌坏死标志物高于正常上限值的 99% 百分位值 5 倍，加上新出现的病理性 Q 波或新出现的 LBBB，或冠状动脉造影检测到新的桥血管或原发冠状动脉堵塞，或有新出现的存活心肌丧失的影像学证据时，可定义为 CABG 相关的 MI。

（5）AMI 的病理学发现

1）根据面积将 MI 分为局灶坏死、小面积（<10%左室心肌）、中等面积（10%~30%左室心肌）和大面积（>30%左室心肌）梗死。

2）按临床和病理学表现，MI 可分为演变期（<6 小时）、急性期（6 小时~7 天）、愈合期（7~28 天）和已愈合期（≥29 天）。

（6）MI 的临床分类［2007 年 10 月欧洲心脏病学会（ESC）/美国心脏病学会（ACC）/美国心脏协会（AHA）/世界心脏联盟专家联合共识］。

1 型：与缺血相关的自发性 MI，由一次原发性冠状动脉事件如斑块侵蚀和（或）破裂、裂隙或夹层引起。

2 型：继发于缺血的 MI，由于需氧增加或氧供减少引起，例如冠状动脉痉挛、冠状动脉栓塞、贫血、心律失常、高血压或低血压。

3 型：突发、未预料到的心脏性死亡，包括心脏骤停，常有提示心肌缺血的症状，伴有推测为新的 ST 段抬高，或新的 LBBB，或冠状动脉造影和（或）病理上一支冠状动脉有新鲜血栓的证据，但死亡发生于可取得血样本之前或血中心肌坏死标志物升高前。

4a 型：伴发于 PCI 的 MI。

4b 型：伴发于支架血栓形成的 MI。

5 型：伴发于 CABG 的 MI。

2. 鉴别诊断

（1）心绞痛：心绞痛的疼痛性质与 MI 相同，但发作较频繁，每次发作历时短，一般不超过 15 分钟，发作前常有诱发因素，不伴有发热、白细胞增加、红细胞沉降率增快或血清心肌酶增高，心电图无变化或有 ST 段暂时性压低或抬高，很少发生心律失常、休克和心力衰竭，含服硝酸甘油片疗效好。

变异型心绞痛：变异型心绞痛发作时可有典型的胸痛症状，有时可伴有大汗，持续时间也较一般心绞痛长，心电图上可表现为 ST 段抬高，因此在极早期易被诊断为 AMI，此类患者含化硝酸甘油后疼痛易于缓解，ST 段很快回落，疼痛多短于 30 分钟；如含化药物不缓解，并持续 30 分钟以上，应考虑已发展成 AMI。

（2）急性病毒性心肌炎：部分病毒性心肌炎患者可表现为剧烈胸痛，伴有大汗、恶心呕吐，心电图 ST 段抬高类似 AMI，但这些患者年龄多偏轻，剧烈胸痛前当天或 2~3 周前有发热感染的病史，胸痛吸气时加重，心电图 ST 段抬高的导联缺乏冠状动脉分布的特点，难以确定具体的部位，查体时可发现心包摩擦音，床旁超声心动图可发现有心包积液，室壁运动一般改变较少。此类患者心电图 ST-T 的动态演变比较缓慢，酶学指标升高的幅度相对较低，呈缓慢升高、缓慢下降的势态。病毒学检查或抗体滴度的动态检查可进一步明确诊断。如果病毒性心肌炎误诊为 AMI 而错误地进行了溶栓，易造成心肌内出血或心包积血。

（3）急性心包炎：尤其是急性非特异性心包炎可有较剧烈而持久的心前区疼痛，心电图出现 ST 段和 T 波变化，但心包炎患者在疼痛的同时或以前已有发热和血白细胞计数增高，疼痛常于深呼吸和咳嗽时加重，体检可发现心包摩擦音，病情一般不如 MI 严重，心电图除 aVR 导联外，各导联均有 ST 段弓背向下的抬高，无异常 Q 波出现。

（4）急性肺动脉栓塞：常有突发胸痛、咯血、呼吸困难、发绀和休克，多有骨折、盆腔或前列腺手术史、长期卧床史或下肢静脉曲张病史。突然发生胸痛后，有些有血压下降、过度换气，或有咯血的表现。血气分析检查应成为常规，表现为低氧血症、二氧化碳分压下降等，心脏体格检查方面可发现肺动脉瓣区第二心音亢进，心电图表现为急性电轴右偏，$S_{Ⅰ}Q_{Ⅲ}T_{Ⅲ}$（Ⅰ导联新出现 S 波，Q 波出现在Ⅲ导联，有时在 aVF 导联、Ⅲ导联伴有 T 波倒置），下壁肢体导联可有 ST 段的轻度抬高，但Ⅱ导联不出现 Q 波，V_1 导联呈 QR 型，急性肺栓塞时心电图的改变快速而短暂。超声心动图可见右室扩大或肺动脉扩张，胸部 X 线检查显示肺梗死阴影，放射性核素肺灌注扫描可见放射性稀疏或缺失区。肺动脉造影是最后的确诊手段。值得注意的是 AMI 患者可并发急性肺栓塞，由于 AMI 患者最初几天卧床，下肢静脉回流减慢，加之血液呈高凝状态，容易形成下肢血栓，进而导致肺栓塞。

（5）主动脉夹层：主动脉夹层多有长时间高血压病史，症状较 AMI 更为突然、更为剧烈，一开始即达高峰。根据夹层累及的部位不同，疼痛可极为广泛，除胸痛外，背部、腰部、颈部、腹部及下肢均可有剧烈的疼痛。发病常伴有休克症状，但与血压不符，血压可以很高，有时可见某一肢体血压下降或无脉。当累及升主动脉根部时，造成主动脉瓣关闭不全，听诊时可发现主动脉瓣区的舒张期杂音。在颈动脉、锁骨下动脉起始部可听到杂音，两上肢血压、脉搏不对称。胸部 X 线检查示纵隔增宽，血管壁增厚。超声心动图和 MRI 可见主动脉双重管腔图像。心电图无典型的 MI 演变过程，除非主动脉夹层累及到冠状动脉的开口，造成一支冠状动脉完全闭塞，导致 MI。增强 CT 检查可明确诊断。如果将主动脉夹层误诊为 AMI 并给予溶栓，将使病情更加严重。近几年主动脉夹层的发生率逐年升高，在 AMI 的鉴别诊断时应引起注意。

（6）急腹症：急性胰腺炎、消化性溃疡穿孔、急性胆囊炎和胆石症等均有上腹部疼痛，易与以上腹部剧烈疼痛为突出表现的 MI 相混淆，但腹部有局部压痛或腹膜刺激征。无心肌酶及心电图特征性变化。

（7）其他疾病：急性胸膜炎、自发性气胸、带状疱疹等心脏以外疾病引起的胸痛，依据特异性体征、胸部 X 线摄影和心电图特征不难鉴别。

（七）治疗

1. 院外急诊处理

（1）AMI 的初步诊断

1）胸痛、胸部不适的症状。

2）入院时的心电图显示 ST 段抬高或新发 LBBB。通常需要重复心电图检查。

3）心肌坏死标志物（肌钙蛋白、CK-MB）升高。不要等待心肌坏死标志物的检查结果才开始再灌注治疗。

4）二维超声心动图和灌注显像有助于排除 AMI 的诊断。

（2）疼痛、气短和焦虑的缓解

1）可静脉给予类罂粟碱（如吗啡 4~8 mg），每隔 5 分钟可再给 2 mg。

2）如果有气短和心力衰竭时可给氧气（2~4 L/min）。

3）如果类罂粟碱不能缓解疼痛，可考虑静脉给予 β 受体阻滞药或硝酸酯类药物。

4）镇静剂也许有益。

（3）转运和急救：医疗急救系统在接到呼救后 8 分钟内到达救护现场，实施患者转运和急救。描记 12 导联心电图，明确诊断，力争 AMI 患者自发病起 3 小时内实现再灌注治疗，也可于 30 分钟内实施院前溶栓。对于溶栓治疗有禁忌或溶栓不成功的 AMI 患者，建议转上一级医院行急诊 PCI，力争使 AMI 患者到达上一级医院 90 分钟内或自溶栓治疗后 60 分钟内完成急诊或补救性 PCI。

2. 院内急救和治疗　对于所有胸痛/胸部不适症状<12 小时、心电图显示相邻两个以上导联 ST 段抬高或新发（假性）LBBB 的患者都要进行再灌注治疗，包括溶栓和急诊 PCI。要求做到患者到达医院 30 分钟内开始溶栓（就诊-溶栓时间差<30 分钟）或 90 分钟内完成 PCI（就诊-球囊扩张时间差<90 分钟），黄金时间窗是 STEMI 症状出现后 60 分钟内。

下列情况首选溶栓治疗：①发病早期（症状出现<3 小时且不能及时行介入治疗）。②不能选择介入治疗：导管室被占用或不能使用，血管入路困难，缺乏熟练进行 PCI 的导管室条件。③不具备 24 小时急诊 PCI 治疗条件或不具备迅速转运条件，符合溶栓适应证及无禁忌证的 STEMI 患者。④具备 24 小时急诊 PCI 治疗条件，但是就诊-球囊扩张与就诊-溶栓时间相差超过 60 分钟，就诊-球囊扩张时间超过 90 分钟。⑤对于再梗死的患者应该及时进行血管造影并根据情况进行血运重建治疗，包括 PCI 或 CABG，如果不能立即（症状发作后 60 分钟内）进行血管造影和 PCI，则给予溶栓治疗。

溶栓治疗后是否进行 PCI，需要判断溶栓疗效和临床情况。溶栓治疗失败后，应积极进行补救性 PCI。溶栓治疗后患者出现下列情况为 PCI 的适应证：①再灌注治疗失败。②休克和（或）血流动力学不稳定。③心力衰竭和（或）肺水肿。④严重心律失常。⑤持续存在缺血。

下列情况首选介入治疗：①有熟练 PCI 技术的导管室且有心外科支持，就诊-球囊扩张时间<90 分钟，就诊-球囊扩张比就诊-溶栓的时间差<60 分钟。②高危 STEMI 患者，如心源性休克、Killip 3 级以上、前壁 AMI 等。③有溶栓禁忌证，如出血高危或颅内出血等。④患者到达医院较晚（发病>3 小时）。⑤疑诊 STEMI 者。

（1）溶栓治疗

1）溶栓治疗的适应证及禁忌证（表 5-2、表 5-3）。

表 5-2　STEMI 溶栓治疗的适应证

Ⅰ类
①无溶栓禁忌证，症状出现<12 小时，且至少相邻 2 个胸前导联 ST 段抬高>0.2 mV 或肢体导联 ST 段抬高>0.1 mV 的 STEMI 患者
②无溶栓禁忌证，症状出现<12 小时，且有新发生或被认为是新发生的完全性 LBBB 的 STEMI 患者
Ⅱa 类
①无溶栓禁忌证，症状出现<12 小时，并且 12 导联心电图支持前壁 STEMI 患者
②无溶栓禁忌证，症状出现在 12~24 小时，但持续有缺血症状，并且至少相邻 2 个胸前导联 ST 段抬高>0.2 mV 或肢体导联 ST 段抬高>0.1 mV 的 STEMI 患者
Ⅲ类（非适应证）
①STEMI 患者症状发生>24 小时，目前症状已缓解，不应采取溶栓治疗
②STEMI 患者 12 导联心电图 ST 段压低，如不考虑后壁 MI，不应采取溶栓治疗

表 5-3　溶栓治疗的禁忌证

绝对禁忌证
①既往任何时间的出血性卒中
②6 个月内发生过缺血性卒中（不包括 3 小时内缺血性卒中）
③脑血管结构异常（动静脉畸形等）
④中枢神经系统损伤或肿瘤
⑤最近发生的严重创伤/外科手术/头部创伤（3 个月内）
⑥最近 1 个月的胃肠道出血
⑦已知的出血障碍
⑧可疑主动脉夹层
⑨痴呆
相对禁忌证
①6 个月内的一过性脑缺血发作
②口服抗凝治疗

续 表

③妊娠或产后 1 周内
④血管穿刺部位无法止血
⑤创伤（3 周内）或者持续>20 分钟心肺复苏
⑥慢性、严重且没有得到良好控制的高血压或顽固性高血压（收缩压>180 mmHg）
⑦严重的肝脏疾病
⑧感染性心内膜炎
⑨活动性消化性溃疡
⑩链激酶/阿替普酶：曾有用药史（>5 天前），或对这些药物既往有过敏史

2）常用溶栓药物的剂量和用法：患者明确诊断后应该尽早用药，理想的就诊至静脉用药时间是 30 分钟内，但是很难达到，应该越早越好，规范用药方法和剂量是获得最佳疗效的保证。①阿替普酶：90 分钟加速给药法：首先静脉推注 15 mg，随后 30 分钟持续静脉滴注 50 mg，剩余的 35 mg 于 60 分钟持续静脉滴注，最大剂量 100 mg。3 小时给药法：首先静脉推注 10 mg，随后 1 小时持续静脉滴注 50 mg，剩余剂量按 10 mg/30 min 静脉滴注，至 3 小时末滴完，最大剂量 100 mg。辅助抗凝治疗参见下述的"抗凝治疗"。②链激酶：链激酶 150 万 U，30～60 分钟静脉滴注。辅助抗凝治疗参见下述的"抗凝治疗"。③尿激酶：150 万 U（2.2 万 U/kg）溶于 100 mL 注射用水，30～60 分钟静脉滴入。溶栓结束 12 小时皮下注射普通肝素7 500 U或低分子量肝素，共 3～5 天。④瑞替普酶：10 万 U 瑞替普酶溶于 5～10 mL 注射用水，静脉推注>2 分钟，30 分钟后重复上述剂量。辅助抗凝治疗参见下述的"抗凝治疗"。

3）出血并发症及其处理：溶栓治疗的危险主要是出血，尤其是颅内出血，致死率很高。减少出血并发症的关键是除外有严重出血倾向的患者。一旦患者在开始治疗后 24 小时内出现神经系统状态变化，应怀疑颅内出血，并应：①停止溶栓、抗血小板和抗凝治疗。②立即进行影像学检查排除颅内出血。③请神经科和（或）神经外科和血液学专家会诊，根据临床情况，颅内出血患者应当输注冻干血浆、鱼精蛋白、血小板或冷沉淀，一旦明确脑实质出血或脑室内出血或蛛网膜下隙出血或硬膜下血肿或硬膜外血肿，给予 10 U 冷凝蛋白质，新鲜冰冻血浆可以提供Ⅴ因子和Ⅷ因子，并能增加血容量。使用普通肝素的患者，用药 4 小时内可给予鱼精蛋白（1 mg 鱼精蛋白对抗 100 U 普通肝素）；如果出血时间异常，可输入 6～8 U 的血小板。同时控制血压和血糖；使用甘露醇、气管内插管和高通气降低颅内压力；考虑外科抽吸血肿治疗。

4）疗效评估：溶栓开始后 60～180 分钟应当监测临床症状、心电图 ST 段抬高程度及演变和心律。血管再通的指标包括症状缓解、评价冠状动脉和心肌血流和（或）心电图。临床主要的间接判定指标包括症状、再灌注心律失常、心肌酶学峰值前移、心电图，其中心电图和心肌坏死标志物峰值前移最重要。

a. 患者在溶栓治疗后2小时内胸痛症状基本消失。

b. 心电图抬高的ST段2小时内回落>50%。

c. 心肌坏死标志物的峰值前移，血清CK-MB酶峰提前到发病14小时内。

d. 溶栓治疗后的2~3小时出现再灌注心律失常，如加速性室性自主心律、房室传导阻滞或束支传导阻滞突然改善或消失，或者下壁梗死患者出现一过性窦性心动过缓、窦房传导阻滞伴有或不伴有低血压。

冠状动脉造影TIMI 2级或3级血流是评估冠状动脉血流灌注的“金标准”，但临床中并非常规用于评价是否溶栓成功，而临床判断溶栓治疗失败的患者，应首选进行补救性PCI。

5）溶栓的辅助治疗

抗血小板治疗：①阿司匹林，所有STEMI患者，只要没有阿司匹林过敏，应立即嚼服阿司匹林300 mg，此后应当长期服用阿司匹林，75~160 mg/d。阿司匹林过敏者，应当用噻吩吡啶类药物替代。②腺苷二磷酸（adenosine diphosphate，ADP）受体拮抗药，目前常用的ADP受体拮抗药有氯吡格雷和噻氯匹定，由于噻氯匹定粒细胞减少症和血小板减少症的发生率高于氯吡格雷，故优先使用氯吡格雷，在患者不能应用氯吡格雷时可以用噻氯匹定替代。COMMIT-CCS 2研究和氯吡格雷作为再灌注的辅助治疗/MI溶栓研究28（CLARITY-TIMI 28）证实，药物溶栓治疗的患者联合应用氯吡格雷和阿司匹林优于单用阿司匹林。溶栓治疗的患者如没有明显出血危险，可以联合氯吡格雷（75 mg/d）治疗。因阿司匹林过敏或胃肠道不能耐受而不能使用阿司匹林的溶栓治疗患者，建议使用氯吡格雷。正在使用噻氯匹定或氯吡格雷并准备CABG的患者，应当暂停用药至少5天，最好7天，除非紧急血管再通的益处超过出血风险。③糖蛋白Ⅱb/Ⅲa受体抑制药，这类药物与溶栓联合可提高疗效，但出血并发症增加。阿昔单抗和半量瑞替普酶或替奈普酶联合使用进行再灌注治疗可能对下列患者的再梗死以及STEMI的其他并发症有预防作用：前壁MI、年龄<75岁，没有出血危险因素。对75岁以上的患者，因为颅内出血风险明显增加，不建议药物溶栓与糖蛋白受体Ⅱb/Ⅲa抑制药联合应用。

抗凝治疗：溶栓治疗的患者需要抗凝血酶治疗作为辅助治疗，可以选择普通肝素或低分子量肝素，以及Ⅱa因子和Xa因子抑制剂。①普通肝素：应用纤维蛋白特异性的溶栓药物（如阿替普酶、瑞替普酶或替奈普酶）治疗的患者需要联合静脉应用普通肝素。普通肝素剂量为溶栓前给予冲击量60 U/kg体重（最大量4 000 U），溶栓后给予每小时12 U/kg体重（最大量1 000 U/h），将活化部分凝血活酶时间（APTT）调整至50~70秒，持续48小时。应用非选择性溶栓药物（链激酶、尿激酶）治疗的高危患者（大面积或前壁 MI、心房颤动、既往栓塞史或左室血栓）也可给予普通肝素皮下注射（溶栓 12 小时后）。使用肝素期间应当每天监测血小板计数，避免肝素诱导的血小板减少症。②低分子量肝素：与普通肝素比较，低分子量肝素用药方便，无须监测。依诺肝素与溶栓再灌注治疗 AMI/MI 溶栓研究 25（EXT-RAC-TIMI 25）为低分子量肝素与多种溶栓药物（链激酶、阿替普酶、瑞替普酶、替奈普酶）联合应用提供了证据。可以选择那屈肝素、达肝素和依诺肝素，用药方法见药物说明书，例如依诺肝素 30 mg 静脉注射，随后 1 mg/kg 体重皮下注射，每天 2 次；年龄>75 岁或肾功能不全的患者，依诺肝素减少剂量至 0.75 mg/kg 体重，每天 2 次。严重肾功能不全，肌酐清除率<30 mL/min，减量至 1 mg/kg 体重皮下注射，每天 1 次，或改用普通肝素并监测 APTT。③Ⅹa 因子抑制剂——磺达肝癸钠：磺达肝癸钠是人工合成的戊糖，为间接Ⅹa 因子抑制剂。剂量为 2.5 mg，每天 1 次皮下注射，共 8 天。缺血综合征策略评价组织（OASIS-6）研究显示，磺达肝癸钠与普通肝素比较，死亡和再梗死的危险明显减少，同时联合溶栓治疗的严重出血发生率明显低于普通肝素。④直接凝血酶抑制剂：对发生或怀疑肝素诱导的血小板减少患者，应当考虑直接凝血酶抑制剂替代肝素，水蛭素类似物与早期再灌注或闭塞研究（HERO-2）中使用比伐卢定代替肝素与链激酶合用。给药方法为两段给药（0.25 mg/kg 冲击量后，第一个 12 小时每小时静脉注射 0.5 mg/kg，随后 36 小时每小时 0.25 mg/kg），如果 12 小时内 APTT>75 秒应当减量。国内目前有阿加曲班，剂量为 30~100 μg/kg 静脉推注，然后每分钟 2~4 μg/kg 滴注 72 小时，根据 APTT 调整剂量。

虽然 PCI 在冠心病治疗中应用越来越广泛，但是基于溶栓治疗具有快速、简便、经济、易操作的特点，仍然是减少 STEMI 患者病死率和改善预后的重要方法。对溶栓治疗应当选择恰当的适应证，减少出血并发症，对达到在最短的时间内溶解血栓、开通血管治疗仍然具有不可替代的价值。溶栓药物种类较多，不同药物在不同适应证的用药方法也存在较大差异。同时需要规范的进行溶栓辅助治疗，以便最大程度地减少出血并发症。

（2）介入治疗：2007 年 ACC/AHA 发布的 STEMI 诊疗指南中关于紧急有创治疗策略和挽救性 PCI 建议如下：

Ⅰ类建议：已行溶栓治疗并具有以下任一情况的患者，建议采用冠状动脉造影并拟行 PCI 或急诊 CABG 的治疗策略：①<75 岁适宜血运重建的心源性休克患者（证据水平 B）。②重度充血性心力衰竭和（或）肺水肿（证据水平 B）。③导致血流动力学紊乱的室性心律失常（证据水平 C）。

Ⅱa 类建议：年龄≥75 岁、已接受溶栓治疗且发生心源性休克的患者，如适宜血运重建，有理由采用冠状动脉造影并拟行 PCI 或急诊 CABG 的治疗策略（证据水平 B）；伴有以下一项或多项情况的患者有理由接受挽救性 PCI：①血流动力学或电活动不稳定（证据水平ⅠA）。②持续的缺血症状（证据水平 C）。③溶栓治疗失败（初始损伤导联 ST 段在溶栓治疗 90 分钟后回落幅度<50%）且具有中等或大面积 MI 风险（前壁 MI、合并右室 MI 或心前区 ST 段压低的下壁 MI）（证据水平 B）。

Ⅲ类建议：已接受溶栓者，如不愿进一步接受侵入性治疗或具有禁忌证，不推荐行冠状动脉造影（证据水平 C）。

2008 年 ESC 关于 STEMI 介入治疗指南推荐冠状动脉造影适用于拟行 PCI 或急诊 CABG，或已接受溶栓治疗但合并心源性休克，适合于血管重建者（Ⅱa C）；推荐冠状动脉造影适用于溶栓治疗失败（ST 段在溶栓后 90 分钟内回落<50%）并存在中等或大面积 MI 风险拟行补救性 PCI 者（Ⅱa C）；推荐补救性 PCI 适用于血流动力学或心电学不稳定，或持续存在缺血性症状者（Ⅱa B）。

急诊 PCI 的最佳适应证（Ⅰ）有：就诊-球囊扩张时间<90 分钟；发病≤3 小时者，溶栓治疗慢而 PCI 治疗快，从就诊-球囊扩张时间比就诊-溶栓时间差<60 分钟；发病>3 小时，就诊-球囊扩张时间<90 分钟；心源性休克，发病<36 小时，休克<18 小时者；<75 岁，无禁忌证，适合并同意行 PCI 者；急性左心衰肺水肿者，发病<12 小时，从就诊-球囊扩张时间<90 分钟者。

急诊 PCI 的次佳适应证（Ⅱa）有：心源性休克，发病<36 小时，休克<18 小时者；年龄≥75 岁，同意并适合行 PCI；AMI 发病 12~24 小时，伴心力衰竭、血流动力学或心电不稳定，或持续缺血状态者。

急诊 PCI 的非适应证（Ⅱb）或禁忌证（Ⅲ）有：AMI 来院较早适合溶栓者，由技术欠熟练者（<75 例/年）行 PCI（Ⅱb）；AMI 患者血流动力学稳定，实施非梗死相关冠状动脉 PCI（Ⅲ）；AMI 发病>12 小时，无症状，且血流动力学和心电稳定者（Ⅲ）。

2008 年发表的 FINESSE 研究是关于易化 PCI 期待已久的临床试验，与既往研究相同，该研究也观察到了易化 PCI 在影响 ST 段回落及术前血管开通方面的优势，但阿昔单抗加瑞替普酶（联合易化 PCI）及单独应用阿昔单抗（阿昔单抗易化 PCI）这两种易化 PCI 策略在降低临床事件方面均不优于直接 PCI，且出血发生率有显著增高趋势。与直接 PCI 相比，采用联合易化 PCI 每治疗 1 000 个病例可减少 9 起缺血事件，但出血事件却增加超过 25 起，其临床净效益是有害的。由于易化 PCI 无益，因此对于计划行直接 PCI 者，尤其是发病已超过 2 小时者，一般不主张行溶栓治疗。2008 年 ESC 指南建议对全剂量溶栓的高危、出血风险低（年轻、血压控制好，正常体重）的患者可行易化 PCI（Ⅱb C），但计划全剂量溶栓后行“即刻 PCI”不但无益，而且可能有害（ⅢC）。

（3）泵衰竭和休克的治疗

1）轻度和中度心力衰竭的治疗：①氧气。②呋塞米 20~40 mg 静脉注射，如果必要可于 1~4 小时重复给药。③硝酸酯类药物，如果没有低血压可应用。④血管紧张素转换酶抑制药（ACEI），在无低血压、低血容量或肾衰竭的情况下应用。

2）重度心力衰竭的治疗：①氧气。②呋塞米 20~40 mg 静脉注射，如果必要可于 1~4 小时重复给药。③硝酸酯类药物，如果没有低血压可应用。④正性肌力药，多巴胺和（或）多巴酚丁胺。⑤血流动力学评估，应用球囊漂浮导管。⑥通气支持，如果氧分压较低应考虑早期再灌注治疗。

3）休克的治疗：①氧气。②血流动力学评估，应用球囊漂浮导管。③正性肌力药，多巴胺和（或）多巴酚丁胺。④通气支持，如果氧分压较低应考虑早期通气支持。⑤主动脉内球囊反搏。⑥考虑左室辅助装置和早期再灌注。

（4）室性心律失常的治疗：AMI 患者恶性室性心律失常的发生率已减少，可能因再灌注治疗或其他干预措施如 β 受体阻滞药产生的益处。虽然预防性使用利多卡因可减少心室颤动发生，但可能因为抑制了心动过缓时室性逸搏而增加心脏性死亡的可能，弊大于利，不再推荐预防使用。

对于无脉室性心动过速或心室颤动，其治疗与心脏骤停治疗相同。应立即开始标准的高级心脏生命支持方案，包括非同步电除颤后，判断气道通畅情况并进行心肺复苏。

对于持续性单形或多形性室速的治疗：①QRS 波增宽的心动过速诊断不清时，按室性心动过速治疗。②对持续性单形室性心动过速伴有血流动力学不稳定时，立即同步直流电复律（如果心室率过快，QRS 波过宽，则需非同步直流电复律）。③持续性单形室性心动过速如血流动力学尚稳定，可首选药物治疗，指南推荐静注普罗卡因胺，但国内目前无此药，故也可应用胺碘酮，150 mg 于 10 分钟左右静脉注入，必要时可重复，然后 1~2 mg/min 静脉滴注 6 小时，再减量维持。如果患者心功能正常，也可应用索他洛尔或利多卡因静注。但如果心功能降低，推荐静脉应用胺碘酮，其后应用胺碘酮口服。

AMI 时，加速性室性自主节律发生率高达 40%，有时为再灌注的标志，此种心律失常为良性，一般无须治疗。

MI 超过 40 天，左心室射血分数≤0.30~0.40，NYHA 心功能分级为Ⅱ级或Ⅲ级者，猝死的一级预防应置入埋藏式心脏复律除颤器（ICD）；血流动力学不稳定的持续性室性心动过速或心脏骤停，猝死的二级预防应置入 ICD。

3. 二级预防　完全戒烟、控制血压（β 受体阻滞药和 ACEI）以及严格降脂。要求患者不但要完全戒烟，而且不能处于吸烟的环境中。血压控制在 140/90 mmHg 以下，合并糖尿病或慢性肾损害者应控制在 130/80 mmHg 以下，糖化血红蛋白应低于 7%，体重指数（BMI）控制在 18.5～24.9，鼓励患者活动，减轻患者思想负担，主张每年应接种流感疫苗。

STEMI 患者左心室射血系数（LVEF）<40%或合并高血压、糖尿病或慢性肾损害而无 ACEI 禁忌证者应尽早开始 ACEI 治疗，尤其适合于前壁 AMI、伴肺淤血、LVEF<40%的患者，血管紧张素受体拮抗药则适于不能耐受 ACEI 者。指南推荐 STEMI 合并收缩功能不全的心力衰竭患者联合应用血管紧张素受体拮抗药和 ACEI 可能更有效。低危 STEMI 患者服用 ACEI 仍可获得益处。

正在服用 ACEI 或 β 受体阻滞药的 MI 后患者，如 LVEF<40%，或合并糖尿病或临床心力衰竭而无明显肾功能障碍或高血钾者，应服用醛固酮受体拮抗药。

患者入院 24 小时内即应开始调脂治疗，使低密度脂蛋白胆固醇（LDL-C）低于 100 mg/100 mL，并可能进一步降低至 70 mg/100 mL 以下。如患者治疗前 LDL-C 基线在 70～100 mg/100 mL，应进一步降低至 70 mg/100 mL 以下。

二级预防应全面综合考虑，为方便记忆可归纳为以 A、B、C、D、E 为符号的五个方面。

A. asprin 抗血小板聚集（阿司匹林或氯吡格雷、噻氯匹定）

anti-anginal therapy 抗心绞痛治疗，硝酸酯类制药

B. beta-blocker 预防心律失常，减轻心脏负荷等

blood pressure control 控制好血压

C. cholesterol lowing 控制血脂水平

cigarettes quiting 戒烟

D. diet control 控制饮食

diabetes treatment 治疗糖尿病

E. education 普及有关冠心病的教育，包括患者及其家属

exercise 鼓励开展有计划的、适当的运动锻炼

（八）预后

预后与梗死范围的大小、侧支循环产生的情况以及治疗是否及时有关。急性期住院病死率过去一般为 30%左右，采用监护治疗后降至 15%左右，采用溶栓疗法后再降至 8%左右，住院 90 分钟内施行介入治疗后进一步降至 4%左右。死亡多发生在第 1 周内，尤其在数小时内，发生严重心律失常、休克或心力衰竭者，死亡率尤高。

第二节　心肌梗死并发症

急性心肌梗死是冠状动脉急性闭塞导致心肌缺血缺氧性坏死，主要原因是动脉硬化斑块破裂并继发血小板黏附聚集和血栓形成，最终引起冠状动脉闭塞；严重的冠状动脉痉挛也可导致急性心肌梗死。急性心肌梗死时由于心肌坏死、心室重构和心脏扩大可引起心脏结构和功能异常，严重程度取决于梗死相关血管的供血范围、血栓形成和血管闭塞的速度以及侧支循环情况等。急性心肌梗死伴发的心力衰竭、心律失常和心源性休克归属于临床表现抑或并发症，本节一并讨论。

一、心力衰竭

急性心肌梗死时的心力衰竭主要与大量心肌坏死、心室重构和心脏扩大有关，也可继发于心律失常或机械并发症。心肌缺血坏死面积是决定心功能状态的重要因素，梗死面积占左心室的 20% 时即可引起心力衰竭，梗死面积超过 40%则将导致心源性休克。STEMI 急性期的心力衰竭往往预示近期及远期预后不良。心力衰竭的临床特点包括呼吸困难、窦性心动过速、第三心音和肺内啰音。

（一）分级

心力衰竭程度采用急性心肌梗死 Killip 心功能分级法和 Forrest 血流动力学心功能分类。

（二）治疗

急性心肌梗死伴心力衰竭的治疗应根据患者的临床表现和血流动力学特点来选择。

1. 轻度心力衰竭（Killip Ⅱ级）

（1）吸氧：监测氧饱和度。

（2）利尿药：呋塞米 20～40 mg，必要时间隔 1～4 小时可重复使用。大多数心力衰竭患者对利尿药反应良好，用药后可降低肺小动脉嵌入压（PWP），减轻呼吸困难，降低左心室舒张期容量和心肌耗氧量。增高的左心室舒张末压的降低有助于改善心肌的氧供，而肺淤血的减轻又使氧合效果增加，使心脏收缩力、射血分数、每搏量和心排血量增加。但应避免过度利尿导致的低血容量、电解质紊乱。

（3）硝酸甘油：以扩张容量血管为主，可降低前负荷、扩张冠状动脉、降低心肌耗氧量。硝酸甘油应从 10 μg/min 的小剂量开始，每 5～10 分钟增加

5~20 μg，并依据临床和血流动力学调整剂量，一般可加至上限 200 μg/min。应注意低血压和长时间连续应用的耐药性。合并右室梗死者不宜用硝酸甘油。

（4）无低血压、低血容量或明显肾功能不全者可给予血管紧张素转换酶抑制药（ACEI），不能耐受者可选择血管紧张素受体拮抗药（ARB）。

2. 严重心力衰竭和休克（KillipⅢ~Ⅳ级）

（1）吸氧：持续正压给氧、无创或机械通气。

（2）无低血压：可给予硝酸甘油，逐渐加量至收缩压下降>30 mmHg，或收缩压低于 90 mmHg。

（3）低血压者：可用正性肌力药物。多巴胺 5~15 μg/(kg·min)，有肾脏低灌注者多巴胺<3 μg/（kg·min）；治疗不满意者应进行血流动力学监测。心肌梗死急性期，尤其是第一个 24 小时内禁用洋地黄类正性肌力药物，以免造成心脏破裂、梗死面积扩大及恶性心律失常。

（4）心源性休克者：应给予多巴胺和多巴酚丁胺、主动脉内气囊反搏泵（IABP）或左心辅助装置，尽早行血管重建术。

二、心律失常

见于 75%~95%的 AMI 患者，多发生在起病 1~2 周，而以 24 小时内最多见，心律失常是急性心肌梗死早期死亡的重要原因之一。由于再灌注治疗和 β 受体阻断药的广泛应用，心肌梗死后 48 小时内室性心律失常的发生率明显降低。低血钾、低血镁等电解质紊乱是室性心律失常的重要诱发因素。

1. 室性心律失常　室性心律失常多见于前壁心肌梗死患者，可表现为室性期前收缩，也可能发生室性心动过速和心室纤颤。药物治疗包括利多卡因、胺碘酮等。利多卡因可减少室性心律失常的发生，但可能增加病死率（可能与心动过缓和停搏有关），主要用于猝死高风险患者。

（1）室性期前收缩：急性心肌梗死偶发室性期前收缩对血流动力学无明显影响，一般不需治疗。频发、多源性或舒张早期的室性期前收缩易促发室性心动过速或室颤，应给予抗心律失常药物治疗。β 受体阻滞药治疗室性期前收缩和预防室颤十分有效，无禁忌证的患者应早期应用。

（2）室性心动过速和室颤：室性心动过速（包括尖端扭转型室速）和室颤是急性心肌梗死患者入院前和住院期间死亡的主要原因。心肌缺血所致的原发性室速或室颤可增加住院期间病死率，但如果能给予及时有效的治疗，对患者远期预后无明显影响。继发于充血性心力衰竭、休克、束支传导阻滞或室壁瘤的继发性室性心律失常或发病 48 小时以后发生的室性心律失常，住院期间病死率高，远期预后差。室性心动过速和室颤发作前可无任何先兆症状。

室颤的治疗首选非同步电复律（200～360 J）。血流动力学稳定的持续性室性心动过速可给予抗心律失常药物治疗，常用的药物包括：①利多卡因，先给予 1.0～1.5 mg/kg 的负荷剂量，然后以 20～50 μg/kg 持续静脉点滴。②胺碘酮，负荷量为 75～150 mg，维持量为 0.5～1.0 mg/min，持续静脉点滴。胺碘酮不仅有较强的抗心律失常作用，而且可扩张冠状动脉，是治疗急性心肌梗死伴室性心律失常的常用药物。也可选用索他洛尔。血流动力学不稳定或药物治疗无效的室性心动过速应尽早行电转复。

加速性室性自主心律（心率<120 次/分）和非持续性室速（持续时间<30 秒）对血流动力学影响不大，大多为良性过程，一般不需特殊治疗。

2. 室上性心律失常　心房扑动和心房颤动是急性心肌梗死时较为常见的室上性心律失常，常继发于心力衰竭或心房梗死及心电不稳定。伴发心力衰竭者以控制心力衰竭、改善心功能治疗为主，无心力衰竭的房扑或房颤可给予 β 受体阻断药或钙离子拮抗药（维拉帕米或地尔硫䓬）等控制过快的心室率，也可给予胺碘酮。如药物治疗效果不佳，心室率超过 120 次/分，或引起心力衰竭、休克或缺血加重等严重的血流动力学不稳定，应予同步电复律。此外，心房纤颤者应加用肝素或低分子量肝素抗凝。

3. 缓慢性心律失常　包括窦性心动过缓、窦房传导阻滞、房室传导阻滞，多发于急性下壁心肌梗死，常常为一过性，可伴迷走神经张力增高表现。前壁心肌梗死伴完全性房室传导阻滞提示梗死面积大，预后不良。

（1）窦性心动过缓：伴血流动力学影响的心动过缓可静脉给予阿托品，心室率低于 40 次/分者应行心脏临时起搏治疗。

（2）房室或室内传导阻滞：静脉给予阿托品，传导阻滞致心动过缓伴血流动力学异常者可置入临时起搏导管。

三、低血压和休克

急性心肌梗死再灌注治疗可明显改善患者预后，心源性休克（cardiogenic shock）的发生率已从 20%降至 7%左右，而其中 90%以上发生在住院期间。高龄、左心功能减退、糖尿病及再发心肌梗死和前壁大面积心肌梗死的患者易发生心源性休克，休克可单独出现或与心力衰竭合并发生。心源性休克为 Killip Ⅳ级，血流动力学分型第 4 型，预后极差，药物保守治疗的死亡率高达 70%～80%，积极的血运重建不仅使心源性休克的发生率降低，死亡率也明显下降，文献报道为 40%～50%。

（一）临床表现

严重的低血压，心排血量明显减低（CI<1.8 L/min/m^2）和左心室舒张末

压增高（PWP>18～20 mmHg）为主要表现。患者可出现低血压和周围循环衰竭，如烦躁不安、面色苍白、皮肤湿冷、脉细而快、大汗淋漓、尿量减少，有的甚至出现昏厥。

低血压状态不应混同于心源性休克。部分患者因剧烈胸痛、迷走神经反射、药物影响或伴有右心室梗死可出现一过性低血压，但不伴有周围循环衰竭，左心室充盈压不高，对症治疗后血压可很快恢复正常。

（二）心源性休克的治疗

1. 持续血流动力学监测　监测血压、PWP 和心排血量。

2. 血管活性药物　可选用多巴胺、多巴酚丁胺。

3. 血管扩张药　经上述处理血压仍不升，而肺楔嵌压增高，心排血量低或周围血管显著收缩以致四肢厥冷并有发绀时，可在使用多巴胺同时试用血管扩张药并应严密监护血压。

4. 主动脉内球囊反搏术　可改善大部分心源性休克患者的血流动力学状态，应作为心源性休克患者进行外科或血管介入治疗术的辅助和支持治疗方法。单纯使用主动脉内球囊反搏术并不能降低心源性休克患者的总体死亡率。

5. 冠状动脉血运重建术　成功的冠状动脉血运重建术可使心源性休克患者的病死率降至 40%～50%。血运重建术应根据患者冠状动脉病变特点及是否合并室间隔穿孔等机械并发症来选择冠状动脉介入治疗抑或冠状动脉搭桥术（CABG）。

四、心脏破裂

心脏破裂（cardiac rupture）是急性心肌梗死的并发症之一，主动脉内球囊反搏术占急性心肌梗死死亡的 10%～15%。临床特征取决于受累的部位，心脏游离壁破裂较为常见，常在起病 1 周内出现，约占 STEMI 患者院内死亡原因的 10%；其次为室间隔穿孔。成功的直接冠状动脉介入治疗（PCI）和早期溶栓治疗可以降低心脏破裂的发生率，并可改善远期预后，而晚期的溶栓治疗则可能增加心脏破裂的发生。

（一）心脏游离壁破裂

心脏游离壁破裂是急性心肌梗死最致命性的并发症，在所有 STEMI 入院患者中占 1%～6%，临床救治困难。心脏破裂有两个高发期，即心肌梗死后 24 小时以内和心肌梗死后 3～5 天。

1. 心脏游离壁破裂的临床特点　①高龄患者多发，女性患者发生率更高，为男性患者的 4～5 倍。②高血压者更常见。③多为初次心肌梗死，既往多无心绞痛或心肌缺血证据。④大面积 STEMI 较易发生，尤其是梗死面积累及 20%以上心肌的大面积心肌梗死。⑤心脏游离壁破裂多发生在前降支供血区域的前壁或前侧壁、梗死心肌与正常组织的交界部位。⑥左心室破裂多于右心室，心房破裂发生率很低。⑦室壁肥厚或有较好侧支循环的部位较少发生。⑧常伴随心肌梗死的延展；早期的心脏破裂更多发生在前壁心肌梗死，而与是否接受了再灌注治疗无关。晚期的心脏破裂则主要与梗死延展有关，与梗死的部位无关，而成功再灌注的患者较少发生。⑨接受溶栓治疗心脏破裂发生率高于接受成功的 PCI 治疗者。但如果介入治疗失败或术后发生严重的无复流或慢血流将增加心脏破裂的风险。⑩应用糖皮质激素或非甾体类抗炎药易发生心脏破裂。抗凝治疗不增加心脏破裂的风险。

心脏游离壁破裂前患者常反复发生程度剧烈的心绞痛，药物治疗效果不佳。左室游离壁破裂的典型表现包括胸痛、心电图 ST-T 段改变，同时伴有迅速进展的血流动力学衰竭，或突发心脏压塞和电机械分离。

心脏破裂发生时患者病情骤变，因心包积血和急性心脏压塞对标准的心肺复苏无反应，患者可在数分钟内致死。但如果破裂口较小，患者可呈现亚急性过程，出现恶心、低血压或心包炎相似的表现，也可发生心脏压塞。存活率取决于破裂口的大小、发生的速度、血流动力学的稳定性等。

超声心动图检查是心脏机械性并发症诊断的有效手段，游离壁破裂时超声检查可发现心包积液，有时可探及破裂口和分流，并可确定心包积液程度。但病情危急的患者往往来不及进行超声心动图检查。

2. 心脏破裂的预防　①早期成功再灌注和开放侧支循环。②已经接受再灌注治疗的患者反复发生严重的胸痛，在警惕血管再闭塞的同时也要想到心脏破裂的可能；而未接受再灌注治疗的患者在积极治疗心肌缺血的过程中症状难以控制者也要高度警惕，密切观察。③识别和控制危险因素，如积极降压、控制心力衰竭、镇静等。

3. 治疗　多数心脏破裂的患者来不及救治。反复发生梗死后心绞痛者应警惕心脏破裂，给予硝酸酯类药物、吗啡、静脉 β 受体阻滞药等，令患者绝对卧床，镇静，控制血压。发生心脏破裂时可行心包穿刺引流、主动脉内球囊反搏术、快速补液，部分患者病情可能暂时稳定，为外科手术创造条件。急诊手术不必等待冠状动脉造影结果。手术治疗急性心脏破裂的成功率极低。

怀疑亚急性心脏游离壁破裂、心脏压塞时可行心包穿刺引流术，有助于诊断和缓解症状。如果患者近期未行冠状动脉造影，则应在病情允许时尽早完成冠脉造影，以决定进一步的血运重建和外科修补手术。

左心室破裂口也可被血栓、血肿和心包壁层粘连而发生心脏不完全破裂，血栓机化并与心包一起形成假性动脉瘤（pseudoaneurysm）。假性动脉瘤大小不一，与左心室间通常有一个较窄的交通，可造成血液分流和动脉栓塞，瘤体不含心肌组织成分。假性动脉瘤诊断主要依据超声心动图和心室造影。

ACC/AHA 对左室游离壁破裂的治疗建议如下：①游离壁破裂的患者应考虑急诊心脏手术修复，除非患者不同意或存在外科手术的禁忌证，预期进一步的支持治疗无效（Ⅰ类适应证，证据级别 B）。②修补游离壁的同时应进行 CABG（Ⅰ类适应证，证据级别 C）。

（二）室间隔破裂穿孔

室间隔破裂穿孔是急性心肌梗死少见而严重的并发症，约占心脏破裂的 10%，心肌梗死总死亡率的 5%。室间隔穿孔大多发生在心肌梗死后 3～5 天，也可在发病 24 小时内或 2 周后。在溶栓前年代室间隔穿孔通常发生在心肌梗死后 1 周，发生率为 2%；再灌注治疗使其发生率下降至 0.2%，但发生时间前移，病理变化加重。室间隔破裂穿孔的自然病程凶险，迅速发生心力衰竭、心源性休克，死亡率高。内科保守治疗效果差，手术治疗有时可能挽救生命。

室间隔穿孔多发生在首次 STEMI、多支病变，尤其是左前降支病变（前壁心肌梗死）的患者。缺乏侧支循环、高龄、高血压、溶栓治疗可能也与其发生有关。

室间隔穿孔多发生在坏死心肌的边缘处，多为单一破裂口，一至数厘米大小，可以是明确相通的孔洞，也可以是不规则或潜行的穿孔。前壁心肌梗死引起的室间隔穿孔大多靠近心尖部，而下壁心肌梗死引起的室间隔穿孔则在室间隔的基底部。

1. 临床表现　大部分患者室间隔穿孔时表现为胸痛加重。血流动力学异常与穿孔的面积、速度有关，患者可在几小时内出现低血压或心源性休克、严重的左右心力衰竭（右心衰竭明显）和新出现的杂音，杂音位于胸骨左缘第 3～4 肋间或心尖内侧，为粗糙、响亮的全收缩期杂音，50%的患者可触到收缩期震颤，部分可听到心包摩擦音，约 20%患者可出现急性二尖瓣关闭不全的体征。

二维超声心动图和彩色多普勒成像技术是诊断室间隔穿孔简便易行且较为准确的诊断方法。冠脉造影和左心室造影可进一步明确诊断并为治疗选择提供准确资料。

2. 治疗　急性心肌梗死合并室间隔穿孔的治疗十分棘手，预后不良。要根据穿孔的大小、血流动力学是否稳定、患者的伴随情况、医院的治疗水平等因素决定治疗方式。治疗方式包括内科保守治疗、外科手术治疗（室间隔穿孔修补术+ CABG）、经皮室间隔破裂口封堵术及 PCI。

（1）内科保守治疗：如果室间隔穿孔较小，分流量不大，患者的血流动力学较稳定，可以在密切观察病情变化的情况下采用内科保守治疗。保守治疗包括利尿药、血管扩张药和正性肌力药物以及主动脉内球囊反搏术辅助支持。药物治疗稳定病情仅仅是暂时的，大部分患者病情迅速恶化。主动脉内球囊反搏术支持下，使用多巴胺和多巴酚丁胺等药物可使部分患者血流动力学有一定改善，为手术或实施介入治疗创造时机和条件。

（2）外科手术治疗：手术修补室间隔破裂口仍是目前最有效的治疗手段，可改善室间隔穿孔患者预后，明显提高存活率，ACC/AHA 急性心肌梗死合并室间隔破裂治疗指南建议不论患者临床状态如何，均应立即进行手术干预治疗。手术疗效与手术时机、术前是否合并心源性休克、梗死及室间隔穿孔的部位等因素有关。近年来随着心外科手术水平、麻醉及围术期处理水平的显著提高，多数专家认为只要诊断明确，尤其是穿孔较大者，无论是否合并心源性休克均应急诊手术。血流动力学稳定的患者应先行内科治疗，3~6 周后再手术。一般主张在行室间隔修补术同时行冠状动脉旁路移植手术。如果冠脉病变较为简单，也可采取冠脉介入治疗+外科室间隔修补术，以减少手术创伤、缩短手术时间，降低并发症。术后有 20%~25%的患者可能发生补片边缘撕裂和（或）新发室间隔穿孔。

（3）介入治疗：随着介入技术和器械的日渐发展，近几年采用经皮经导管置入室间隔封堵器治疗急性心肌梗死后室间隔穿孔已有报道，但国内外完成的例数均很少，尚缺乏足够的经验。完成室间隔封堵的同时酌情行 PCI 治疗。

（三）乳头肌功能失调或断裂

急性心肌梗死早期，10%~50%的患者发生乳头肌功能不全，心尖区可闻及收缩中晚期喀喇音和吹风样收缩期杂音，杂音较少超过 3~4 级，第一心音可不减弱或增强。临床症状不多，缺血缓解后可消失。

少数患者（3%~4%）可发生乳头肌断裂，突然出现严重的二尖瓣关闭不全及左心衰竭、急性肺水肿或心源性休克。下壁心肌梗死引起的后中乳头肌断裂较为多见。乳头肌断裂是急性心肌梗死后少见但致命性的并发症，常发生于急性心肌梗死后的 1 周内，部分断裂可延迟至 3 个月内。病情进展迅速，内科疗效差，死亡率高，如无外科手术治疗，90%的患者在 1 周内死亡。

超声心动图是主要的无创检查手段，有助于诊断和鉴别诊断。

乳头肌功能不全的治疗应以扩张冠状动脉、改善心肌供血为首选，药物治疗包括硝酸酯类药物和耐受剂量的 β 受体阻断药，并在病情允许的情况下行冠状动脉造影，酌情行 PCI 或 CABG 治疗。乳头肌断裂的患者应尽早使用血管扩张药，降低体循环阻力。血流动力学稳定者可先内科治疗，择期手术；病情不稳定或恶化者则应尽快行外科手术，包括瓣膜置换（成形）术和 CABG。

五、心室膨胀瘤

心室膨胀瘤（ventricular aneurysm）或称室壁瘤，发生率为5%~10%，室壁瘤多见于首次发作、前降支完全闭塞且无侧支循环形成的前壁大面积心肌梗死患者，好发于前壁和心尖处。易合并充血性心力衰竭、动脉栓塞及严重的心律失常，病死率较无室壁瘤者高5~6倍。也有人将室壁瘤称为真性室壁瘤，以别于心室游离壁破裂形成的假性室壁瘤，两者的治疗和预后迥异。

临床表现包括心绞痛、充血性心力衰竭、血栓栓塞和室性心律失常。体检可见心界向左侧扩大，心脏搏动较弥散，第一心音减弱，第三心音奔马律，少数患者心尖部可闻及收缩期杂音。心电图所见为梗死相关部位ST段持续抬高，一般认为ST段抬高超过4~8周或以上即应考虑室壁瘤形成。超声心动图、放射性核素心血池显像以及左心室造影可见局部心缘突出或有反常搏动。

急性心肌梗死早期成功的再灌注治疗可减小梗死面积，限制梗死延展，有助于减少室壁瘤形成。较小的室壁瘤对心功能影响不大，不需特殊处理，但应给予ACEI类药物和抗血小板治疗，限制左室重构，防止血栓性并发症。室壁瘤较大者可使心排血量减少，影响患者的心功能并易造成血栓栓塞，必要时应行外科手术治疗。ACC/AHA急性心肌梗死治疗指南的建议为：STEMI患者出现室壁瘤，如果伴有顽固性室性心动过速和（或）对药物治疗和导管治疗无反应的泵衰竭，可考虑行左室室壁瘤切除术和冠状动脉搭桥术（Ⅱa类适应证，证据级别B）。

六、心肌梗死后心包炎及梗死后综合征

急性STEMI患者常常可发生急性心包炎，表现为胸痛、心包摩擦音，可发生于心肌梗死后的24小时至6周内。早期心包炎主要为梗死延展到心外膜导致的局部急性纤维素性炎症。而梗死后综合征大多发生于心肌梗死后数日至6周内，为坏死物质所致的自身免疫性心包炎、胸膜炎和（或）肺炎，表现为发热、胸膜-心包积液伴胸痛。

（一）心肌梗死后心包炎（post-infarction pericarditis）

心包炎的典型症状为胸痛，发生率达90%以上，易与梗死后心绞痛或再梗死混淆。但心包炎的疼痛持续时间更长，可向颈背肩放射，与呼吸和体位变化有关。70%左右的心包炎患者可在心肌梗死后2~3天出现心包摩擦音，但由于摩擦音持续时间较短暂，临床上易被漏诊。

心包炎典型的心电图表现为多导联ST段弓背向下抬高，但常常被心肌梗死本身的心电图变化所掩盖或被忽略。鉴别的要点是心包炎往往缺乏定位性。

治疗主要是对症止痛，重症患者可给予阿司匹林 2~3 g/d，分次口服。不主张用非甾体类抗炎药或肾上腺皮质激素。目前尚无证据表明心肌梗死后心包炎需要停用抗凝、抗血小板药物，但应严密监测出凝血时间及心包积液的变化。ACC/AHA 指南建议：①阿司匹林用于 STEMI 后心包炎的治疗剂量为每 4~6 小时口服 650 mg（肠溶制剂）（Ⅰ类适应证，证据级别 B）。②如果有心包渗出或积液，应即刻停止抗凝治疗（Ⅰ类适应证，证据级别 C）。③对阿司匹林不能完全控制的梗死后心包炎，最好采用以下一种或多种药物：每 12 小时口服一次 0.6 mg 秋水仙碱（Ⅱa 类适应证，证据级别 B）或每 6 小时口服 500 mg 对乙酰氨基酚（Ⅱa 类适应证，证据级别 C）。④非甾体类抗炎药可用于缓解疼痛，但可影响血小板功能，有增加心肌瘢痕变薄的危险和梗死延展（Ⅱb 类适应证，证据级别 B），不能长期应用。布洛芬可阻断阿司匹林的抗血小板作用，导致心肌变薄和梗死延展，不适于急性心肌梗死的患者。

心包炎本身不是心肌梗死病死率增加的独立预测因素，但它的出现提示梗死面积较大，预后不良。

（二）心包积液

心肌梗死后心包积液的发生率接近 50%，前壁、大面积心肌梗死、合并心力衰竭者发生率较高。积液大多为少量，无临床症状，对血流动力学无明显影响，一般不需要特殊处理。少数患者可发生大量心包积液或心脏游离壁破裂导致大量血性心包积液、心脏压塞。应迅速行心包穿刺引流。ACC/AHA 指南建议如果有心包渗出或积液，应即刻停止抗凝治疗（Ⅰ类适应证，证据级别 C）。但如果患者有强烈的抗凝抗血小板治疗指征，可在严密监测下使用；如出现心脏压塞立即停药。

（三）心肌梗死后综合征（postmyocardial infarction syndrome）

也称 Dressler 综合征，与自身免疫反应相关。一般发生在心肌梗死后数周，表现为发热、反复发作的心包炎、胸膜炎、肺炎，白细胞增高、血沉加快。胸痛的性质与心包炎相似，受体位、呼吸等影响；心包积液的发生率达 50%，以中大量心包积液多见，呈浆液性、浆液血性，少数可呈血性。胸膜炎或胸腔积液多为单侧。部分患者伴有肺部斑片状阴影。

心肌梗死后综合征多为自限性，治疗目的主要是止痛。可给予阿司匹林 650 mg，每 4~6 小时 1 次，必要时可用非甾体类抗炎药或肾上腺皮质素。但为防止梗死延展，此类药物最好在心肌梗死 4 周后再用。抗凝药可增加血性心包积液和心包压塞的发生率。

七、附壁血栓形成和栓塞

(一) 附壁血栓(thrombus formation)

在未行抗凝治疗的急性心肌梗死患者中约20%发生心室内附壁血栓，尤其是累及左心室心尖部的大面积前壁心肌梗死更易发生。附壁血栓的形成与心肌梗死造成的心内膜炎性反应促进血小板在梗死区的黏附聚集有关。室壁瘤的患者更易形成附壁血栓。

附壁血栓在临床上无特殊临床表现，超声心动图是附壁血栓敏感而特异的检查方法，检出率与超声医师的经验和血栓的大小有关。心脏MRI和超高速CT也是诊断附壁血栓的有效方法。虽然左心室附壁血栓脱落可引起脑、肾、脾或四肢等动脉栓塞，但心肌梗死合并附壁血栓患者的死因多为心力衰竭、心源性休克、再梗死、心律失常或心脏破裂等严重并发症。

文献报告，20%的附壁血栓可自行消退。对于持续存在的附壁血栓既往曾用溶栓疗法，大部分患者血栓可以消失，但也有少数患者发生血栓脱落和栓塞。目前推荐抗凝治疗附壁血栓。建议给予抗凝治疗的情况包括：①已经发生体循环栓塞。②大面积前壁心肌梗死。③其他部位心肌梗死伴有心房颤动、心力衰竭、左心室射血分数<30%。在急性期给予低分子量肝素，1~2周后如血栓仍然存在则改为华法林口服，维持INR在2.0~3.0为宜。

(二) 深静脉血栓和肺栓塞(pulmonary embolism)

既往心肌梗死患者的治疗往往强调严格的、较长时间的卧床休息，从而引发下肢静脉血栓并进而发生肺动脉栓塞。近年来，随着积极的抗凝抗血小板治疗、心肌梗死患者早期运动等治疗策略的改变，下肢静脉血栓形成的发生率已明显下降。

下肢静脉血栓多为单侧，可表现为患肢肿胀、疼痛、皮温增高，也可无任何异常发现，而是在发生急性肺栓塞后进行辅助检查时才发现。轻度肺栓塞临床症状不明显，也无特异性，易与心肌梗死后心绞痛或心力衰竭相混淆。大面积肺栓塞时患者可突然发作胸闷、呼吸困难、胸痛、心律失常等，严重时可出现急剧的血流动力学变化，导致心源性休克或猝死。

血气分析、心电图、胸部X线摄影、超声心动图对肺栓塞的诊断有一定价值，确定诊断需要行胸部CT或核素通气/灌注扫描，但此类检查均无法在床旁进行，对病情不稳定的患者可根据患者的临床表现和前述几种检查早期诊断，并给予积极的治疗。如果病情危重，内科保守治疗效果不佳，需要经导管溶栓或取栓，或需要外科手术则应行肺动脉造影。

对于急性心肌梗死的患者应给予积极的抗凝抗血小板治疗，减少血栓性并发症的发生率。对已发生此类并发症者可行溶栓和抗凝治疗，必要时采取介入或外科治疗。ACC/AHA 指南建议：①STEMI 后深静脉血栓和肺栓塞患者应使用足量低分子肝素至少 5 天，直到患者使用华法林达到充分抗凝。开始使用华法林时应合并使用低分子肝素，使 INR 在 2~3（Ⅰ类适应证，证据级别 A）。②STEMI 后合并充血性心力衰竭患者，住院时间长或不能移动且未接受抗凝治疗的深静脉血栓高危患者，应给予小剂量肝素，最好是低分子肝素以预防血栓性并发症（Ⅰ类适应证，证据级别 A）。

华法林的使用时间，应该根据患者具体的危险性而定。有肝素抗凝禁忌证的患者应该选择其他治疗方式，有些人可能需要植入下腔静脉滤器。可以参考有关静脉血栓性疾病循证医学的指南。

第六章

心肌疾病

第一节　扩张型心肌病

早在 2006 年 AHA 就对心肌病给出了更新的定义和分类，强调以基因和遗传为基础，将心肌病分为遗传性、混合性和继发性三大类。扩张型心肌病（dilated cardiomyopathy，DCM）是一类既有遗传因素，又有非遗传因素参与的混合型心肌病，以左心室或双心室扩张并伴收缩功能受损为特征。临床表现为进行性心力衰竭、心律失常、血栓栓塞和猝死，预后较差。DCM 治疗主要是改善症状、预防并发症和阻止病情进展，少数患者病情恶化时需要进行心脏移植。5 年生存率不及 50.0%，严重危害人类健康，尤其是青少年和儿童。

一、病因和发病机制

DCM 病因迄今不明，除特发性、家族遗传性外，近年来认为持续病毒感染和自身免疫反应是其重要原因。

1. 特发性 DCM　原因不明，需要排除全身疾病和有原发病的 DCM，有文献报道特发性 DCM 约占 DCM 的 50%。

2. 家族遗传性 DCM　DCM 中的 30%~40%有基因突变和家族遗传背景，部分原因不明，与下列因素有关：①除家族史外，尚无临床或组织病理学标准来对家族性和非家族性的患者进行鉴别，一些被认为是散发的病例实际上是基因突变所致，能遗传给后代。②由于疾病表型，与年龄相关的外显率，或没有进行认真全面的家族史调查易导致一些家族性病例被误诊为散发病例。③DCM 在遗传上的高度异质性，即同一家族的不同基因突变可导致相同的临床表型，同一家族的相同基因突变也可能导致不同的临床表型，除了患者的生活方式和环境因素可导致该病的表型变异外，修饰基因可能也起了重要的作用。常染色体显性致病基因是目前导致家族遗传性 DCM 最主要的致病基因之一。

3. 继发性 DCM　由其他疾病、免疫或环境等因素引起，常见以下类型：①缺血性心肌病，冠状动脉粥样硬化是最主要的原因，有些专家们认为不应使用“缺血性心肌病”这一术语，心肌病的分类也不包括这一名称。②感染/免疫性 DCM，病毒性心肌炎最终转化为 DCM，既有临床诊断，也有动物模型的证据，最常见的病原有柯萨奇病毒、流感病毒、腺病毒、巨细胞病毒、人类免疫缺陷病毒等，以及细菌、真菌、立克次体和寄生虫（如 Chagas 病由克氏锥虫感染引起）等，也有报道可引起 DCM，在克山病患者心肌中检测出肠病毒。③中毒性 DCM，包括了长时间暴露于有毒环境，如酒精性、化疗药物、放射性、微量元素缺乏致心肌病等。④围生期心肌病，发生于妊娠最后 1 个月或产后 5 个月内，发生心脏扩大和心力衰竭，原因不明。⑤部分遗传性疾病伴发 DCM，见于多种神经肌肉疾病，如 Duchenne 进行性假肥大性肌营养不良、Becker 综合征等均可累及心脏，出现 DCM 临床表现。⑥自身免疫性心肌病，如系统性红斑狼疮、胶原血管病等。⑦代谢内分泌性和营养性疾病，如嗜铬细胞瘤、甲状腺疾病、肉毒碱代谢紊乱、硒缺乏、淀粉样变性、糖原贮积症等。

近十余年研究证实，DCM 的发生与持续性病毒感染、自身免疫反应及遗传因素有关。

1. 病毒感染　大量研究证明，DCM 的发病与肠道病毒、肝炎病毒、疱疹病毒和 HIV 等病毒感染有关。病毒持续感染对心肌组织的持续损害及其诱发的免疫介导的心肌组织损伤是病毒性心肌炎进展为 DCM 的一个重要机制。病毒持续感染的可能机制是发生了免疫逃避，病毒基因发生了突变，是病毒结构蛋白水平低下，降低了完整的感染性病毒颗粒的形成，不能激活集体的免疫反应而发生免疫逃避，持续感染导致心肌结构的破坏或干扰心肌兴奋-收缩偶联降低心肌收缩功能，心肌的进行性破坏导致慢性病毒性心肌炎向 DCM 进展。

2. 自身免疫　大量研究证实，自身免疫反应在 DCM 的发生发展中起着重要作用，如清除实验性病毒性心肌炎小鼠中的病毒后，心肌炎仍持续存在，外周血中仍可检测出抗心肌自身抗体，并且最终演变成 DCM，这一结果表明，病毒介导的自身免疫反应参与了心肌损伤，促进心肌病的发生发展。业已证明，在 DCM 患者血清中存在多种抗心肌自身抗体，如抗肌球蛋白重链自身抗体（MHC）、抗腺嘌呤核苷酸（ADP/ATP）转运体自身抗体（ANT）、抗 β-肾上腺素能受体自身抗体、抗 M2 胆碱能受体抗体等；它们通过诱导能量代谢障碍、细胞毒性反应和心肌细胞的钙超负荷等作用促进心肌炎及其后心肌病的发生发展。

3. 遗传因素　DCM 患者中 20%~50%有基因变异和家族遗传背景。提示遗传缺陷在特异性 DCM 的发病过程中具有重要作用。到目前为止，在扩张型心肌病家系中采用候选基因筛查和连锁分析策略已经定位了 362 个染色体位点与该病相关，并已经从中成功鉴定出了 322 个致病基因，其中 90% FDCM 的遗传方式为常染色体显性遗传，染色体连锁遗传约占 5%～10%，其他遗传方式如常染色体隐性遗传和线粒体遗传的患者也有少量报道。在变异的基因中主要是心肌细胞肌小节结构和调节蛋白成分，其次为通道和调节蛋白新的变异基因。目前在我国基因筛选和诊断尚未应用于临床 DCM 领域。预计基因诊断方法和筛选将可能成为以后 DCM 评估的重要途径。

4. 细胞凋亡　细胞凋亡是基因控制下的细胞程序性死亡，DCM 的发生和发展中有细胞凋亡机制参与。启动细胞凋亡的因素可能有病毒感染，一氧化氮高水平表达可抑制细胞保护系统启动细胞凋亡，有些心脏的自身抗体可以通过激活凋亡信号通路，诱导心肌细胞的凋亡，从而介导 DCM 的发生。在病毒性心肌炎（VMC）、DCM 中病毒导致的细胞凋亡可能是机体抗病毒的自然机制，也可能是免疫系统无效的机制之一。

二、临床表现

主要表现为各种心力衰竭的症状和体征。

1. 症状　起病缓慢，可以无症状的心脏扩大表现许多年，或表现为各种类型的心律失常，可逐渐发展，并出现心力衰竭。可先有左心衰竭，心慌、气短、不能平卧。然后出现右心衰竭、肝脏肿大、水肿、尿少。亦可起病即表现为全心衰竭。DCM 进展至终末期，较严重的症状通常表现为低输出状态和低灌注，可能并发淤血。Forrester 分级可用于心力衰竭患者来描述脏器淤血和周围灌注情况。脏器淤血症状和体征包括气急、端坐呼吸、夜间阵发性呼吸困难、晨起咳嗽、外周水肿、肺部细湿啰音、腹腔积液、肝淤血和颈静脉怒张等，低灌注可表现为恶心、呕吐、消化不良、精神改变、酸中毒、肝肾功能恶化、毛细血管再灌注减慢、皮肤湿冷、低血压、脉压减小等。

2. 体征　心脏扩大最为多见，心尖部第一心音减弱，由于相对性二尖瓣关闭不全，心尖部常可闻及收缩期杂音，偶尔心尖部可闻及舒张期杂音，心力衰竭加重时杂音增强，心力衰竭减轻时杂音减弱或消失，大约 75%的患者可闻及第三心音或第四心音。

3. 实验室及其他检查

（1）X 线检查：心脏扩大为突出表现，以左心室扩大为主，可伴右心室扩大，也可有左心房及右心房扩大，肺血管影增粗。

（2）心电图：可有各种心律失常，以室性期前收缩最多见，心房纤维颤动次之。不同程度的房室传导阻滞、右束支传导阻滞常见。广泛 ST-T 改变、左心室肥厚、左心房肥大，由于心肌纤维化，可出现病理性 Q 波，各导联低电压。

（3）超声心动图：左心室明显扩大，左心室流出道扩张，室间隔及左心室后壁搏动幅度减弱，左心室射血分数和短轴缩短率明显下降。

（4）磁共振和 CT：磁共振表现为左心室或双侧心室腔扩张，左心室多呈球形。室壁厚度均一，多在正常范围，进展性 DCM 心肌可变薄。重症病例左心房或左心室内可见附壁血栓。MRI 显示左心室或双侧心室弥漫性室壁运动功能降低，射血分数多在 50%以下。左心室容积增大可引起二尖瓣瓣环扩张，从而发生二尖瓣关闭不全，磁共振电影成像表现为血流无信号区。

（5）放射性核素检查：放射性核素心肌灌注显影表现为心腔扩大，心肌显影呈弥散性稀疏，心室壁搏动幅度减弱，射血分数降低。

（6）心内膜心肌活检：由于 DCM 的心肌组织病理缺乏特异性，心内膜心肌活检（EMB）对 DCM 的诊断价值有限。目前认为心肌细胞直径（肥大）、细胞核形态参数、胞质疏松化、收缩带、心肌间质纤维化、心肌细胞排列、心内膜厚度及平滑肌细胞增生密度等指标对 DCM 具有重要的病理诊断价值。

三、诊断与鉴别诊断

（一）诊断

临床上有心脏增大、心律失常和充血性心力衰竭的患者；胸部 X 线检查心脏扩大、心胸比例>0.5，心电图上出现左束支传导阻滞图形或房颤等心律失常，超声心动图证实有心脏扩大和心脏弥漫性搏动减弱，应考虑本病可能，但要除外各种病因明确的器质性心脏病。对扩张型心肌病的进一步诊断需有完善的病史、体格检查、心功能评估、左心室射血分数（LVEF）检测。有条件者可检测患者血清中抗心肌肽类抗体，如抗心肌线粒体 ADP/ATP 载体抗体、抗肌球蛋白抗体、抗 β_1-肾上腺素能受体自身抗体、抗 M2 胆碱能受体抗体，作为本病的辅助诊断。

BNP 和 NT-proBNP 可用于鉴别是否为心力衰竭以及指导治疗和进行危险分层，因为这两者为心室容量负荷和压力负荷过重的反应，与症状严重程度和 NYHA 级别相关，病情越重，充盈压越高，LVEF 越低，BNP 越高。

（二）鉴别诊断

DCM 的一些临床表现需要与其他脏器的终末期病变相鉴别，如肺部疾病（气短、呼吸困难）、肝硬化（腹腔积液、外周水肿）、肾衰竭、甲状腺功能减退（疲劳）等。运动试验和实验室检查可鉴别出非心源性疾病。DCM 在临床上易误、漏诊。年轻患者的 DCM 容易漏诊或误诊，因为可导致呼吸困难和疲劳的新发哮喘或慢性支气管炎比 DCM 更为常见。恶心、呕吐常常更易联系消化系统疾病。其他一些心脏病也有着与 DCM 相类似的表现，如心绞痛、肥厚型心肌病、限制型心肌病、心肌炎、高血压性心脏病、心脏瓣膜病等。

四、治疗和预后

DCM 早期表现为心室扩大、心律失常，逐渐发展为心力衰竭，出现心力衰竭症状后 5 年生存率仅为 40%。目前治疗尚无特效药物及方法。治疗主要是改善症状，预防并发症和阻止病情进展，少数患者病情恶化需要进行心脏移植。

心力衰竭的基本治疗包括行为和生活方式改变，如低盐饮食、液体管理、监测体重和降低冠状动脉危险因素，使用血管紧张素转换酶抑制剂（ACEI）、利尿剂和地高辛等药物治疗，电生理治疗，包括植入心律转复除颤器（ICD）和心脏再同步治疗，必要时还需行外科手术治疗，如血运重建、瓣膜手术、心脏机械支持以及心脏移植手术。

1. ACEI　ACEI 治疗 DCM 可以降低心脏的压力负荷，有效改善症状，长期应用可以阻止心脏扩大的进程，改善患者生存率。

2. 洋地黄　地高辛具有增强心脏收缩力的作用，用于治疗心力衰竭和控制心率，但剂量宜偏小。

3. 利尿剂　利尿剂通过增加尿量，排出机体内潴留的液体，减轻心脏前负荷，改善心功能。

4. β 受体阻滞剂　针对自身抗体治疗。避免自身抗体的产生、削弱或阻止抗体与自身抗原的结合、抑制过度的炎症反应是针对自身抗体治疗的三个主要措施。大多数自身抗体导致心肌损伤均通过活化细胞膜 β 受体或其他途径激活细胞内信号传导通路，引起细胞内钙超载介导心肌损伤。因此，β 受体阻滞剂及钙拮抗剂曾广泛应用于扩张型心肌病的治疗。心功能不全是扩张型心肌病的主要临床表现，慢性心功能不全导致心室重构是应用 β 受体阻滞剂的指征。β 受体阻滞剂可防止心室重构，改善长期预后。多中心临床研究表明，长期应用选择性 β 受体阻滞剂美托洛尔可有效改善扩张型心肌病患者的临床症状及心力衰竭进展。选用 β 受体阻滞剂应从小剂量开始，视症状、体征调整用药，长期口服可使心肌内 β 受体密度上调从而延缓病情进展。

5. 抗心律失常　室性心律失常和猝死是 DCM 常见症状，可用 β 受体阻滞剂、胺碘酮治疗，胺碘酮具有较好的抗心律失常作用，但由于具有严重的不良反应，在使用时需要严密监测通常使用小剂量（0.2 g/d）治疗。

6. 抗凝治疗　扩大的心房心室腔内易有附壁血栓形成，对有心房纤颤或深静脉血栓形成等发生栓塞性疾病风险高且没有禁忌证的患者可应用阿司匹林预防附壁血栓形成，对已形成附壁血栓和发生血栓栓塞的患者须长期抗凝治疗，可口服华法林。

7. 其他药物治疗　使用地尔硫䓬治疗扩张型心肌病的多中心资料显示，在治疗心力衰竭的基础上加用地尔硫䓬，患者心胸比例、左心室舒张末内径、左心室射血分数均获不同程度改善，且病死率也降低，说明地尔硫䓬治疗扩张型心肌病是有效的。中药方面，黄芪、生脉散和牛磺酸等有抗病毒、调节免疫改善心功能等作用，长期使用对改善症状及预后有一定辅助作用。

8. 电生理治疗　对于 DCM 患者，LVEF≤35%、NYHA 心功能分级Ⅱ~Ⅲ级是植入心脏电复律除颤器的Ⅰ类适应证。心脏再同步治疗能够有效地改善顽固性心力衰竭患者的心室传导和（或）室内传导，从而改善患者的心脏功能和症状。目前，我国心力衰竭治疗指南认为，对于缺血性或非缺血性心力衰竭患者在充分抗心力衰竭药物治疗下心功能分级仍为Ⅲ~Ⅳ级，LVEF≤35%，左心室舒张末期内径（LVEDD）≥55 mm，QRS 波时限≥120 毫秒，且经正规综合治疗（除非有禁忌证）仍不能改善临床状况，反复以心力衰竭住院，符合 CRT 指征。

9. 手术治疗　DCM 患者在某些情况下需要手术治疗，如冠状动脉病变需考虑行血运重建术。对于瓣膜病变症状明显患者可行瓣膜手术，如 DCM 导致二尖瓣的环形扩张，出现二尖瓣反流，可予以二尖瓣修补或置换术。心脏移植是 DCM 晚期的治疗选择，当患者心脏功能恶化、药物治疗无效时，同种异体心脏移植是适合的。

ACC/AHA 提出了 5 项核心措施，包括：①评估入院时、住院期间和计划的出院后的左心室功能。②对于左心室收缩功能不全建议使用 ACEI 或 ARB。③给予患者出院指导，包括活动级别、饮食、出院后用药、随访观察、体重监测，以及症状恶化时的处理。④建议戒烟。⑤对于有房颤的患者予以合适的抗凝治疗。这些措施可进一步改善心力衰竭患者的生活质量和预后。

10. 避免治疗失误　DCM 患者需予以密切随访观察。患者需检测与药物有关的并发症，如高钾血症与 ACEI、ARB、醛固酮拮抗剂；低钾血症与利尿剂，低血压与任何可降低血压的药物，或其他药物相关问题。β 受体阻滞剂的疗效是确切的，但在临床应用时应注意时机的选择，DCM 严重的心功能不全液体潴留未得到改善时使用上述药物显然是不合理的。使用地高辛时注意防止洋地黄中毒。对于出现病情进展或终末期心力衰竭的患者可予以频繁、可重复无创检查（如 6 分钟步行试验）客观评估功能储备，或者血流动力学的有创检查（如右心导管检查）。心力衰竭生存分数已用于危险分层，并包括缺血性病因、静息心率、左心室射血分数、平均血压、室内传导阻滞、高峰 VO_2 与血钠。

DCM 一旦发生心为衰竭，预后不良，5 年死亡率为 35%，10 年死亡率达 70%。

第二节 肥厚型心肌病

肥厚型心肌病（hypertrophic cardiomyopathy，HCM）是一种相对常见的遗传性疾病，属于常染色体显性遗传病，有家族史者约占50%，发病率约0.2%，男女比例为2∶1，平均发病年龄为（38±15）岁，死亡率为1%~2%。临床表现复杂、多样，多数患者没有症状，部分出现流出道梗阻，仅有小部分患者因药物治疗效果不佳或药物有效剂量内引起严重不良反应需要介入治疗或外科治疗。

一、病因和发病机制

病因学方面，约55%以上的HCM患者有家族史，属常染色体显性和单基因遗传病。目前已证实13个基因400多个位点的突变与HCM的发病有关，其中有11种是编码肌小节结构蛋白的基因。汉族中至少有6个基因变异与HCM发病相关。与基因突变有关的肥厚型心肌病在分子水平上是一种“肌小节疾病”，编码肌小节蛋白的基因突变是肥厚型心肌病形成的分子基础。族性两类。HCM先证者的三代直系亲属中有2个或2个以上的HCM临床表型，或与先证者具有同一基因同一位点变异无心脏表型的家族成员诊断为家族性肥厚型心肌病（FHCM）。诊断FHCM后，对患者直系三代成员进行基因筛选，阐明其基因背景并随访临床发病。

内分泌紊乱也可导致肥厚型心肌病，嗜酪细胞瘤患者并存肥厚型心肌病者较多，人类静脉滴注大量去甲肾上腺素可致心肌坏死；动物实验，静脉滴注儿茶酚胺可致心肌肥厚。因此，有学者认为肥厚型心肌病是内分泌紊乱所致。

二、临床表现

HCM临床表现十分多样，早期可无症状，晚期依据心肌肥厚程度、有无流出道梗阻及心律失常，症状轻重相差悬殊。常见症状及体征如下：

（一）症状

1. 呼吸困难　90%以上有症状的HCM患者出现劳力性呼吸困难，阵发性呼吸困难、夜间发作性呼吸困难较少见。

2. 胸痛　1/3的HCM患者有劳力性胸痛，但冠状动脉造影正常，胸痛可持续较长时间或间发，或进食过程引起。HCM患者胸痛与以下因素相关：心肌细胞肥大、排列紊乱、结缔组织增加，供血、供氧不足，舒张储备受限，心肌肉血管肌桥压迫冠状动脉，小血管病变。

3. 心律失常　HCM患者易发生多种形态室上性心律失常，室性心动过速、心室颤动、心源性猝死，心房颤动、心房扑动等房性心律失常也多见。

4. 晕厥　15%~25%的 HCM 至少发生过一次晕厥。约 20%的患者主诉短瞬间头晕。左心室舒张末容量降低、左心腔小、不可逆性梗阻和肥厚、非持续性室性心动过速等因素与晕厥发生相关。

5. 猝死　HCM 是青少年和运动员猝死的主要原因，占 50%。肥厚型心肌病猝死明确的危险因素包括：心室颤动、猝死或持续性室性心动过速的个人史、猝死的家族史、晕厥、非持续性室性心动过速（NSVT）、最大左心室厚度（最大左心室厚度≥30 mm 的左心室肥厚和猝死独立相关）、运动时异常血压反应。潜在的猝死危险标志物包括：①左心室流出道（LVOT）梗阻，静息压力阶差≥30 mmHg 患者的猝死发生率明显升高。②延迟钆增强成像的心血管磁共振，研究显示延迟钆增强成像与非持续性室性心动过速、室性期前收缩相关。③左心室心尖室壁瘤。④基因突变。

（二）体征

1. 心尖部收缩期搏动　由于心肌肥厚，可见搏动增强。由于左心室顺应性降低，心房收缩增强，血流撞击左心室壁，在心尖部可有收缩期前冲动。第一心音后又有第二次收缩期搏动，形成收缩期双重搏动。

2. 收缩期细震颤　多在心尖部。有收缩期细震颤者左心室流出道梗阻多较重。

3. 收缩期杂音　在胸骨左下缘或心尖内侧呈“粗糙吹风性”收缩中晚期杂音，系由于左心室流出道梗阻所致。凡增强心肌收缩力或降低动脉阻力的因素均可使左心室与主动脉之间压力差增大，杂音增强；凡能降低心肌收缩力或增加动脉阻力的因素均可使压力阶差减小，杂音减弱。回心血量增多时，杂音减弱；回心血量减少时，杂音增强。

4. 心尖部收缩期杂音　本病约 50%伴有二尖瓣关闭不全，因而心尖部有收缩中晚期杂音，或全收缩期杂音。

（三）辅助检查

1. 胸部 X 线检查　心脏大小正常或增大，心脏大小与心脏及左心室流出道之间的压力阶差成正比，压力阶差越大，心脏越大。心脏左心室肥厚为主，主动脉不增宽，肺动脉段多无明显突出，肺淤血大多较轻，常见二尖瓣钙化。

2. 心电图　心电图变化不具有特异性，主要为左心室肥厚及异常 Q 波、ST-T 改变，本病也常有各种类型心律失常。心电图改变远比超声早，是青年人 HCM 早期诊断的敏感标志。

3. 超声心动图　是确诊的重要手段。主要表现有：①室间隔增厚，舒张期末的厚度≥15 mm。②室间隔运动幅度明显降低，一般≤5 mm。③室间隔/左心室后壁厚度比值可达（1.5~2.5）：1，肥厚心肌回声呈“毛玻璃影”。④左心室流出道狭窄，内径常<20 mm。⑤彩色多普勒显示左心室流出道内出现收缩期五彩镶嵌的射流束。⑥二尖瓣收缩期前向运动，SAM 征阳性。⑦主动脉瓣收缩中期呈部分性关闭。

4. 心导管检查及心血管造影　心导管检查，左心室与左心室流出道之间出现压力阶差，左心室舒张末期压力增高，压力阶差与左心室流出道梗阻程度呈正相关。心血管造影，室间隔肌肉肥厚明显时，可见心室腔呈狭长裂缝样改变，对诊断有意义。

5. 磁共振心肌显像　可以探查到超声所不能发现的解剖结构，特别是右心室和左心室心尖部的结构。应用不同切面可显示不同部位心肌肥厚的程度。左心室长轴位可明确显示心尖部心肌肥厚，对心尖部肥厚型心肌病作出诊断。应用左心室短轴位电影 MRI 测定舒张末期左心室壁厚度，当室间隔与左心室后壁厚度之比≥1.3 时，可以对非对称性室间隔肥厚型 HCM 作出明确诊断。MRI 电影可区别梗阻性和非梗阻性 HCM。梗阻性 HCM 于左心室流出道或中部的闭塞部可观察到喷射血流，四腔心位对左心室流出道梗阻的显示较好，而左心室中部梗阻则以左心室长轴显示更佳。MRI 可明确显示 HCM 并发的二尖瓣关闭不全。通过 MRI 测算左心室重量、容积及左心室射血分数等改变可发现 HCM 的左心室重量和 LVEF 值增加，收缩期心室内腔明显变小。增强扫描 HCM 可以出现心肌延迟强化，多位于在肥厚心肌的中央部位，这种表现可能与心肌纤维化有关；而缺血性心肌病的延迟强化多位于心内膜下，可依据部位对两者作出鉴别。

三、诊断与鉴别诊断

根据症状、心脏杂音特点，尤其是心电图和超声心动图，可以明确诊断梗阻性 HCM；而对于非梗阻性 HCM，在上述检查基础上磁共振心肌显像（MRI）更有诊断价值。并有研究显示，我国 HCM 的发病年龄较国外偏大，临床表现无特异性；且女性比男性发病年龄偏大，并更易发生心房颤动。

HCM 需要与多种疾病相鉴别：

1. 高血压性心脏病　多有高血压史，年龄较大时出现心肌肥厚；超声心动图示室壁肥厚多为向心性对称性，也可呈轻度非对称性，但室间隔与左心室后壁厚度之比<1.3；增厚的心肌内部回声较均匀，没有左心室流出道狭窄，左心室流出道血流速度不增快。

2. 冠心病　常无特征性杂音，异常 Q 波多增宽>0.04 秒；超声心动图示室间隔不增厚；服用硝酸甘油等扩血管药物后胸痛症状消失或缓解。肥厚型心肌病与冠心病均有心绞痛、心电图 ST-T 改变、异常 Q 波及左心室肥厚，因而两病较易误诊，鉴别点：①杂音，冠心病常无特征性杂音，梗阻性肥厚型心肌病在胸骨左下缘或心尖内侧可闻及喷射性收缩期杂音。Valsalva 动作使杂音增强，两腿上抬则杂音减弱，可伴有收缩细震颤。②冠心病心绞痛，含化硝酸甘油 3~5分钟内缓解；肥厚型心肌病心绞痛，硝酸甘油无效，甚或加重。③超声心动图，肥厚型心肌病者室间隔厚度≥15 mm，室间隔与左心室后壁比值>1.5。冠心病主要表现为室壁节段性运动异常。④冠状动脉造影或多排螺旋 CT 等特殊检查有助于确诊冠心病。

3. 主动脉瓣狭窄　主动脉瓣狭窄的杂音多为全收缩期，杂音多在胸骨右缘第 2 肋间，可向颈部传导，大多伴有收缩期细震颤；超声心动图可清楚显示瓣膜的直接或间接受损征象；胸部 X 线检查升主动脉有狭窄后扩张，两者不难鉴别。

4. 室间隔缺损　杂音也在胸骨左缘第 3~4 肋间，超声心动图和心导管检查可明确鉴别。

四、治疗和预后

1. 内科药物治疗　长期以来，药物治疗以 β 受体阻滞剂、钙拮抗剂和丙吡胺等控制相应症状，并已积累了丰富的治疗经验。①β 受体阻滞剂因它具有降低心肌收缩力、减轻左心室流出道梗阻、减少心肌氧耗量以及减慢心率等作用，被列为治疗肥厚型心肌病的首选药物。临床上常用的中效 β 受体阻滞剂有美托洛尔，其用法是：每次口服 25 mg，每日服 2 次。若患者在服用该药后无不良反应，可改为每次口服 50 mg，每日服 2 次。目前认为 β 受体阻滞剂仅能改善临床症状，不能减少心律失常与猝死，也不改变预后。②非二氢吡啶类钙拮抗剂维拉帕米（异搏定）既有负性肌力作用，可减弱该病患者的心肌收缩力，又能改善心肌顺应性，可增强心室的舒张功能，可用于治疗肥厚型心肌病。维拉帕米的用法是：每次口服 40~120 mg，每日服 3~4 次。另外，地尔硫䓬对肥厚型心肌病也有一定的疗效。目前认为，肥厚型心肌病患者联合应用 β 受体阻滞剂与钙拮抗剂比单一用药效果佳。③丙吡胺是 Ⅰ A 类抗心律失常药，有负性肌力作用，可用于有左心室流出道梗阻者。

2. 外科手术治疗　左心室流出道压力阶差静息时≥50 mmHg 或应激后≥100 mmHg，并且伴有明显症状，经内科治疗无效的患者，可进行室间隔部分心肌切除术和室间隔心肌剥离扩大术。切除最肥厚部分心肌，解除机械梗阻，修复二尖瓣反流，能有效降低压力阶差，明显解除或缓解心力衰竭，延长寿命，是有效治疗的标准方案。由于手术难度大，死亡率高，故应严格控制适应证。

3. 双腔起搏器治疗 植入双腔永久起搏器后起搏点位于右心室心尖部，心室激动最早从右心室心尖部开始，使室间隔在整个心室收缩射血之前预先激动，已提前收缩而移开流出道，使左心室流出道压力差减少，同时减轻二尖瓣收缩期的前移，从而减小流出道梗阻，增加心排血量，改善临床症状。但永久起搏缓解梗阻的效果与安慰组相同。不鼓励植入双腔起搏器作为药物难治性 HCM 患者的首选方案。

4. 经皮室间隔心肌消融术 经皮室间隔心肌消融术（percutaneous transluminal septal myocardial ablation，PTSMA）主要是应用经皮冠状动脉成形术技术，沿导丝将合适直径的 over-the-wire 球囊送入拟消融的间隔支内（通常为第一间隔支），经中心腔注射造影剂观察间隔支分布区域及有无造影剂通过侧支血管进入前降支或其他血管，球囊充盈封闭后确定左心室流出道压力阶差（LVOTG）是否下降。确定靶血管后经球囊中心腔向间隔支内缓慢注入 96%~99%无水乙醇，使其产生化学性闭塞。PTSMA 治疗的主要机制是造成间隔支闭塞而使间隔心肌缺血坏死，心肌收缩力下降或丧失，降低 LVOTG，缓解症状。其主要并发症为即刻发生三度房室传导阻滞、由于瘢痕引起的室性心律失常。PTSMA 适应证与外科手术相同。但下列患者不建议做消融治疗：40 岁以下，室间隔 30 mm 以下，左心室流出道压力阶差低于 50 mmHg，无心力衰竭的患者。

5. ICD 植入 资料显示 HCM 猝死高危患者，尤其是青少年和竞赛运动员，其恶性室性心律失常是主要猝死原因。植入 ICD 能有效终止致命性室性心律失常，恢复窦性心律，使 25%的 HCM 高危患者生存；ICD 植入后能有效改善心功能，缓解流出道梗阻。但 ICD 十分昂贵，青少年 HCM 患者植入后的长期监护和随访是另一个新问题。HCM 患者 ICD 植入前要经过专家会诊，严格界定。植入 ICD 的适应证：心脏骤停存活者、有家族成员猝死记录、恶性基因型患者、晕厥、多形反复发作持续性室性心动过速、运动时低血压。其他如终末阶段心脏酒精消融致恶性室性心律失常、冠状动脉疾病、弥散性肥厚，排序越靠前，适应证越明显。

6. 心脏移植 对严重心力衰竭（终末期心力衰竭）、其他治疗干预无效、射血分数<50%、非梗阻性 HCM 患者，应考虑心脏移植。受供体不足、经费过高、排斥反应等制约，不能普遍开展。

7. 避免治疗失误 HCM 患者应避免使用一些药物，这些药物包括硝酸酯类和直接血管扩张剂。

每年大约有 4%的 HCM 患者死亡，死亡通常是突然发生。死于慢性心力衰竭的较少见。

第三节 限制型心肌病

限制型心肌病（restrictive cardiomyopathy，RCM）是一种以心肌僵硬度升高导致以舒张功能严重受损为主要特征的心肌病，可不伴有心肌的肥厚。患者心脏的收缩功能大多正常或仅有轻度受损，而舒张功能多表现为限制性舒张功能障碍。本病包括多发生在热带地区的心内膜纤维化（endomyocardial fibrosis，EMF）及大多发生在温带地区的嗜酸性粒细胞心肌病，本病在我国非常少见。

一、病因和发病机制

限制型心肌病的病因尚未清楚，可能与营养失调、食物中5-羟色胺中毒、感染过敏以及自身免疫有关。在热带地区心内膜心肌纤维化是最常见的病因，而在其他地域，心肌淀粉样变性则是最常见的病因之一，此外还有结节病、嗜酸性粒细胞增多症、化疗或放疗的心肌损害及由肌节蛋白基因突变导致的特发性心肌病等。家族性限制型心肌病常以常染色体显性遗传为特征，部分家族与肌钙蛋白I基因突变有关；部分家族则与结蛋白基因突变有关。

1. 非浸润性原因　在非浸润性限制型心肌病中，有心肌心内膜纤维化与Loffler心内膜炎两种，前者见于热带地区，后者见于温带地区。心脏外观轻度或中度增大，心内膜显著纤维化与增厚，以心室流入道与心尖为主要部位，房室瓣也可被波及，纤维化可深入心肌内。附壁血栓易形成。心室腔缩小。心肌心内膜也可有钙化。

特发性限制型心肌病常与斑点状的心内膜心肌纤维化相关。常见于成人，也可见于儿童，在成人5年生存率约为64%，而儿童的死亡率较高。患者大多NYHA心功能分级为Ⅲ～Ⅳ级，与正常的心室相比心房往往显示不成比例的增大，二维超声心动图上心室运动大多正常且室壁厚度正常。组织学检查大多无特异性发现，可能有一些退行性改变，如心肌细胞肥大、排列紊乱和间质纤维化。如果病理检查发现有心肌细胞排列紊乱，应注意除外肥厚型心肌病。

2. 渗出性原因　淀粉样变性（amyloidosis）是限制型心肌病最常见的病因。心肌淀粉样变性（cardiac amyloidosis）是由异常蛋白沉积于心肌间质，引起以限制型心肌病为主要表现形式的心脏疾病。淀粉样蛋白在苏木精-伊红染色时呈粉染物，刚果红染色偏光显微镜下显示苹果绿的双折射。电镜下，淀粉样纤维呈不分支状，直径7.5～10 nm左右。光镜下观察，淀粉样蛋白在外观上与电镜下观察相同，但实际上淀粉样蛋白有多种不同来源，据此可将淀粉样变性分为AL型淀粉样变性、ATTR型淀粉样变性、老年性淀粉样变性、继发性淀粉样变性等。早期确诊心肌淀粉样变性至关重要，因为一旦患者出现临床症状，则病情进展迅速且结局很差，出现心力衰竭的患者中位生存期小于6个月，延误诊断、错误诊断均可能使患者错失最佳治疗时机。

结节病是一种多系统的，以器官和组织肉芽肿样病变为特征的疾病。病因尚不完全清楚。结节病主要发生于肺组织和淋巴结，也可累及心、脾、肝、腮腺等。病变可累及心脏的任何部位，包括心包、心肌和心内膜，以心肌最为常见。左心室游离壁和室间隔最常被累及，右心室和心房也较常被累及。临床上部分患者表现为限制型心肌病或扩张型心肌病。

3. 心内膜心肌原因　心内膜心肌纤维化（EMF），是一种原因不明的地方性限制型心肌病，根据病变部位不同分为右心室型、左心室型、混合型三种。此病好发于非洲热带地区，尤其多见于乌干达和尼日利亚，我国较少见。目前，EMF病因尚不明确，可能与营养不良、感染及免疫有关。

4. 其他原因　限制型心肌病不常见的病因包括某些遗传性疾病。其中最突出的为法布里病。法布里病是性连锁隐性遗传病，基因缺失位于Xq22，可导致α半乳糖苷酶A不足并致全身性细胞溶酶体内糖鞘脂积聚，常见于血管内皮和平滑肌细胞、心、肾、皮肤和中枢神经系统。其他的遗传性疾病，如戈谢病等是限制型心肌病的少见病因。

限制型心肌病的发病机制至今仍不清楚，可能与多种因素有关，如病毒感染心内膜、营养不良、自身免疫等。有研究认为嗜酸性粒细胞与此类心肌病关系密切。在心脏病变出现前常有嗜酸性粒细胞增多，这种嗜酸性粒细胞具有空泡和脱颗粒的形态学异常，嗜酸性粒细胞颗粒溶解、氧化代谢增高，并释放出具有细胞毒性的蛋白，主要是阳离子蛋白，可损伤心肌细胞，并作用于肌浆膜和线粒体呼吸链中的酶成分，心内膜心肌损伤程度取决于嗜酸性粒细胞向心内膜心肌浸润的严重程度和持续时间。此外，这种脱颗粒中释放的阳离子蛋白还可影响凝血系统，易形成附壁血栓；也可损伤内皮细胞，抑制内皮细胞生长。嗜酸性粒细胞浸润心肌引起心肌炎，炎症的分布主要局限于内层，可由心肌内微循环的重新排列来解释。关于嗜酸性粒细胞向心肌内浸润及引起嗜酸性粒细胞脱颗粒的原因尚不清楚，可能是某些特殊致病因子，如病毒、寄生虫等感染，而这些因子与心肌组织具有相同的抗原簇，诱发自身免疫反应，引起限制型心肌病。

二、临床表现

病变可局限于左心室、右心室或双心室同时受累。由于病变部位不同而有不同的临床表现。

1. 右心室病变所致症状和体征　①主要症状，起病缓慢，腹胀、腹腔积液。由于肝充血、肿大或由于腹腔积液致腹壁紧张而腹痛。劳力性呼吸困难及阵发性夜间呼吸困难，均可由于放腹腔积液而缓解，说明呼吸困难主要由腹腔积液引起。心前区不适感，出于排血量降低而感无力，劳动力下降，半数有轻度咳嗽、咳痰。②主要体征，心尖冲动减弱，心界轻度或中度扩大。第一心音减弱。胸骨左下缘吹风性收缩期杂音。可闻及第三心音。下肢水肿与腹腔积液不相称，腹腔积液量大而下肢水肿较轻。用利尿剂后下肢水肿减轻或消失，而腹腔积液往往持续存在，颈静脉怒张明显。

2. 左心室病变所致症状和体征　①主要症状，心慌、气短。②主要体征，心尖部吹风样收缩期杂音，少数心尖部有收缩期细震颤。当肺血管阻力增加时，出现肺动脉高压的表现。

3. 双侧心室病变所致症状和体征　表现为右心室及左心室心内膜心肌纤维化的综合征象，但主要表现为右心室病变的症状及体征，少数患者突出表现为心律失常，多为房性心律失常，可导致右心房极度扩大，有时甚至虚脱、死亡，也有患者以慢性复发性大量心包积液为主要表现，常误诊为单纯心包疾病。

4. 实验室及其他检查

（1）心电图：P 波常高尖，QRS 波可呈低电压，ST 段和 T 波改变常见，可出现期前收缩和束支传导阻滞等心律失常，约 50%的患者可发生心房颤动。

（2）胸部 X 线检查：心脏扩大，右心房或左心房扩大明显，伴有心包积液时心影明显增大，可见心内膜钙化。易侵及右心室，左心室受累时常可见肺淤血。

（3）超声心动图：诊断限制型心肌病最重要的检查手段。二维超声心动图上其特点是心房增大，而心室大小正常或者减小；淀粉样变性患者超声心动图表现为室壁明显增厚，回声增强。部分患者可以表现为巨大心房，而患者可能并没有房颤等其他可能导致心房增大的原因。血流多普勒和组织多普勒技术可以更为精细的评估限制性舒张功能障碍。限制型心肌病典型的多普勒征象如下：①二尖瓣（M）和三尖瓣（T）血流，E 峰升高（M>1 m/s，T>0.7 m/s）；A 峰降低（M<0.5 m/s，T<0.3 m/s）；E/A ≥ 2.0；舒张早期充盈减速时间（EDT）<160 毫秒；等容舒张时间（IVRT）<70 毫秒。②肺静脉和肝静脉血流，收缩期速度低于舒张期速度；吸气时肝静脉舒张期逆向血流增加；肺静脉逆向血流速度和持续时间增加。③二尖瓣环间隔部组织多普勒显像，收缩期速度下降；舒张早期速度下降。

（4）心导管检查：心室的舒张末期压逐渐上升，造成下陷后平台波型，在左心室为主者肺动脉压可增高，在右心室为主者右心房压高，右心房压力曲线中显著的 V 波取代 a 波。限制型心肌病患者左、右心室舒张压差值常超过 5 mmHg，右心室舒张末压<1/3 右心室收缩压，右心室收缩压常>50 mmHg。左心室造影可见心内膜肥厚及心室腔缩小，心尖部钝角化，并有附壁血栓及二尖瓣关闭不全。左心室外形光滑但僵硬，心室收缩功能基本正常。

（5）心内膜心肌活检：心内膜心肌活检在限制型心肌病的诊断中有重要作用，可显示浸润性或心内膜心肌疾病。根据心内膜心肌病变的不同阶段，可有坏死、血栓形成、纤维化三种病理改变。心内膜可附有血栓，血栓内偶有嗜酸性粒细胞；心内膜可呈炎症、坏死、肉芽肿、纤维化等多种改变；心肌细胞可发生变性坏死，并可伴间质性纤维化改变。

（6）CT 和磁共振：CT 和磁共振是鉴别限制型心肌病和缩窄性心包炎最准确的无创伤性检查手段。正常心包厚度通常<3 mm，>6 mm 表明心包增厚，结合临床评估可得到缩窄性心包炎的诊断。限制型心肌病者心包不增厚，但是需注意约 18%的缩窄性心包炎患者的心包厚度正常，此时心脏 MRI 可以通过观察室间隔是否存在随呼吸的运动异常来协助诊断。此外，心脏 MRI 结合钆显像显示的早期强化有助于诊断心肌淀粉样变性；心脏 MRI 可以显示铁在心肌的浸润，有助于诊断血色病引起的限制型心肌病，还可显示心肌纤维化。

（7）放射性核素心室造影：右心型限制型心肌病造影的特点如下。①右心房明显扩大伴核素滞留。②右心室向左移位，其心尖部显示不清，左心室位于右心室的左后方，右心室流出道增宽，右心室位相延迟，右心功能降低。③肺部显像较差，肺部核素通过时间延迟。④左心室位相及功能一般在正常范围。

（8）血常规检查：血中嗜酸性粒细胞增多。

三、诊断与鉴别诊断

限制型心肌病目前还没有统一的诊断标准，欧洲心脏病学会（ESC）早在 2008 年于心肌病的分类标准中，对于限制型心肌病有如下定义：患者心室表现为限制性舒张功能障碍，而一侧或两侧心室的舒张末期及收缩末期容积正常或减小，室壁厚度正常；并需除外缺血性心肌病、瓣膜性心脏病、心包疾病和先天性心脏病。诊断要点：①心室腔和收缩功能正常或接近正常。②舒张功能障碍，心室压力曲线呈舒张早期快速下陷，而中晚期升高，呈平台状。③特征性病理改变，如心内膜心肌纤维化、嗜酸性粒细胞增多性心内膜炎、心脏淀粉样变和硬皮病等。

本病应与以下疾病鉴别：

1. 缩窄性心包炎　缩窄性心包炎（constrictive pericarditis，CP）是指心脏被致密厚实的纤维化或钙化心包所包围，使心室舒张期充盈受限而产生一系列循环障碍的病征。CP 与 RCM 两者为不同病因导致心室扩张受限，心室充盈受限和舒张期容量下降引发几乎相同的临床表现，仅从临床表现上无法有效将两者区分开。然而两者的治疗又截然不同，CP 可以早期施行心包切除术以避免疾病进一步发展；RCM 无特效防治手段，治疗主要是控制心功能衰竭，且预后不良，一旦误行手术，反而加重病情。

2. 肥厚型心肌病　肥厚型心肌病时心室肌可呈对称性或非对称性增厚，心室舒张期顺应性降低，舒张压升高，患者常出现呼吸困难、胸痛、晕厥。梗阻性肥厚型心肌病者可闻及收缩中晚期喷射性杂音，常伴震颤。杂音的强弱与药物和体位有关。超声心动图示病变主要累及室间隔。本病无限制型心肌病特有的舒张早期快速充盈和舒张中晚期缓慢充盈的特点，有助于鉴别。

3. 缺血性心肌病　常无特征性杂音，多有异常 Q 波；超声心动图示室间隔不增厚；服用硝酸甘油等扩血管药物后胸痛等症状消失或缓解；冠状动脉造影或多排螺旋 CT 等特定检查有助于确诊。

4. 高血压性心肌肥厚　多有高血压史，年龄偏大；超声心动图示室壁肥厚多为向心性对称性，以左心受累和左心功能不全为特征，而限制型心肌病则常以慢性右心衰竭表现更为突出。

四、治疗和预后

对于有明确继发因素的限制型心肌病，首先应治疗其原发病。疾病早期有嗜酸性粒细胞增多症者应积极治疗，因嗜酸性粒细胞可能是本病的始动因素。推荐用糖皮质激素，如泼尼松和羟基脲（hydroxyl carbamide）。

针对限制型心肌病本身的治疗，目前尚缺乏非常有效的手段。本病常表现为心力衰竭，目前仍以对症治疗为主。值得注意的是，以心室舒张功能障碍为主，除快速房颤外，使用洋地黄似无帮助。

利尿治疗是缓解患者心力衰竭症状的重要手段，适当的使用利尿剂可以改善患者的生活质量和活动耐量，但需要注意以下问题：①限制型心肌病患者由于心肌僵硬度增加，左心前负荷的细小变化可能引起血压的较大变化。建议首先保证体循环血压，即使患者有心力衰竭的症状，也不要因为过度利尿而影响血压，过度利尿的后果除了影响血压和器官灌注外，可能会反射性兴奋交感神经而出现各种恶性心律失常，有时甚至引起猝死。②利尿剂仅是一种对症治疗，不能改善患者的长期预后。③由于限制型心肌病患者本身即可出现各种恶性心律失常，在使用利尿剂时应密切监测电解质平衡。

尽管 β 受体阻滞剂在其他心肌病中的使用越来越多，但是其在限制型心肌病治疗中的作用并不肯定。使用 β 受体阻滞剂可能有助于减少这类患者出现恶性心律失常的风险。

控制后负荷的治疗在一些存在轻度射血分数下降或者中度、重度二尖瓣反流的限制型心肌病患者中可能有用，但对于仅仅表现为限制性舒张功能障碍的患者作用并不肯定。

钙拮抗剂可能改善心室顺应性，但尚缺乏有力证据。应强调使用抗凝剂，尤其是对已有附壁血栓和（或）已发生栓塞者。

外科手术切除附壁血栓、剥除纤维化的心内膜、置换二尖瓣和（或）三尖瓣已用于临床。手术死亡率约为20%，5年存活率为60%。在70%~80%存活者的心功能有望得以改善。

对于限制型心肌病有几点值得重视：①明确限制型心肌病诊断，缩窄性心包炎患者可得益于心包切除术、肥厚型心肌病患者有其他治疗选择、终末期肝病患者可行肝移植。②限制型心肌病的治疗选择主要依靠其病因，故应明确其具体病因。③密切观察以防低血压及肾功能的恶化。④对于终末期限制型心肌病患者，应充分与家属沟通，做好治疗选择。

限制型心肌病患者预后较差。在儿童患者中，疾病常进行性加重，诊断后2年的存活率仅为50%。即使患者心力衰竭症状并不严重，也会发生心律失常、卒中甚至猝死。既往胸痛或者晕厥症状是发生猝死的危险因素，而与是否存在心力衰竭症状无关。在另一项关于成人限制型心肌病患者预后的研究中，在平均68个月的随访中，50%的患者死亡，其中的68%由心血管因素导致，男性、年龄、心功能和左心房前后径>60 mm是死亡的独立危险因素。

参考文献

[1] 赵水平．心血管疾病规范化诊疗精要［M］．长沙：湖南科技出版社，2018.

[2] 李宪伦，段军，张海涛．临床心血管血流动力学［M］．北京：人民卫生出版社，2018.

[3] 樊朝美．心血管病新药与临床应用［M］．北京：科学出版社，2018.

[4] 吕聪敏，汤建民．临床实用心电图学［M］．北京：科学出版社，2018.

[5] 王跃生．实用心电图指南［M］．郑州：郑州大学出版社，2018.

[6] 张新民．临床心电图分析与诊断［M］．北京：人民卫生出版社，2018.

[7] 梁义才，梁雪．心电图与心电向量图及图谱［M］．郑州：郑州大学出版社，2018.

[8] 曾敏．老年心血管疾病诊疗精要［M］．北京：人民卫生出版社，2018.

[9] 布莱恩·格里芬．心血管内科手册［M］．杨跃进，译．北京：科学出版社，2018.

[10] 汤宝鹏，陈明龙，杨新春．实用心律失常介入治疗学［M］．北京：科学出版社，2017.

[11] 杨清，等．老年心血管病介入治疗围术期管理［M］．北京：科学出版社，2018.

[12] 许原，李忠杰，杨晓云．无创心脏电生理诊疗技术［M］．北京：北京大学医学出版社，2017.

[13] 葛均波．心血管系统疾病［M］．北京：人民卫生出版社，2015.

[14] 顾复生．临床实用心血管病学［M］．北京：北京大学医学出版社，2015.

[15] 王志敬．心内科诊疗精萃［M］．上海：复旦大学出版社，2015.

[16] 曾和松，汪道文．心血管内科疾病诊疗指南［M］．北京：科学出版社，2016.
[17] 何胜虎．心血管内科简明治疗手册［M］．武汉：华中科技大学出版社，2015.
[18] 马爱群，王建安．心血管系统疾病［M］．北京：人民卫生出版社，2015.
[19] 郭继鸿，王志鹏，张海澄，李学斌．临床实用心血管病学［M］．北京：北京大学医学出版社，2015.
[20] 臧伟进，吴立玲．心血管系统［M］．北京：人民卫生出版社，2015.